心理自愈术

做自己的心理医生

PSYCHOLOGICAL
HEALING SURGERY

[法] 库埃 ◎著　刘文婷 ◎编译

中华工商联合出版社

图书在版编目（CIP）数据

心理自愈术：做自己的心理医生 / （法）库埃著；刘文婷编译. — 北京 ：中华工商联合出版社，2014.6（2023.11重印）

ISBN 978-7-5158-0927-4

Ⅰ．①心… Ⅱ．①库… ②刘… Ⅲ．①心理保健—通俗读物 Ⅳ.①R161.1-49

中国版本图书馆CIP数据核字(2014)第071923号

心理自愈术：做自己的心理医生

著　者：	（法）库　埃
编　译：	刘文婷
责任编辑：	胡小英　邵桃炜
装帧设计：	润和佳艺
责任审读：	李　征
责任印制：	陈德松
出版发行：	中华工商联合出版社有限责任公司
印　刷：	衡水翔利印刷有限公司
版　次：	2014年7月第1版
印　次：	2023年11月第7次印刷
开　本：	710×1000mm　1/16
字　数：	180千字
印　张：	12
书　号：	ISBN 978-7-5158-0927-4
定　价：	59.80元

服务热线： 010-58301130-0（前台）

销售热线： 010-58302977（网店部）
010-58302166（门店部）
010-58302837（馆配部、新媒体部）
010-58302813（团购部）

地址邮编： 北京市西城区西环广场A座
19-20层，100044

http://www.chgslcbs.cn

投稿热线： 010-58302907（总编室）

投稿邮箱： 1621239583@qq.com

不要再躲在心理阴影的背后

在这个浮躁的社会中，不论种族和年龄，人们似乎都不知道自己想要什么，做事总是朝三暮四的，没有定性，而且还总是喜欢自寻烦恼，并常常因此感到焦躁不安。其实，这都是他们的心理在作怪！很多人的心理都会出现各种各样的障碍，一定要认真对待它！

心理疾病的危害无处不在，可它不像身体疾病一样形之于表，很多时候我们都很难发现它的存在。那么，是不是说我们在面对这些存在于我们心灵深处的隐形杀手时就只能束手无策，坐以待毙呢？

答案当然是否定的，在雅典德尔斐神庙的门楣上写着这样一句话："人啊，认识你自己"。从心理学角度看，一个人无论做出多么荒诞的事情，都一定是有原因的。如果人们能明白自己行为背后的心理，也就能认识自己，找出心理疾病产生的根源。在过去，当人们的心理出现问题时，往往不知道应该怎样去治愈，或者羞于向心理医生求助。但是现在，我们可以不用再为这些事情感到担忧，你可以做你自己的心理医生，治愈自己心理上的疾病。

心理自愈术的发展被搁置了很久，直到最近，随着科学与医学的进步，才重返人们的视线，被人们重新接受。心理自愈术能帮助我们摆脱心理阴影，治愈心中的顽疾，帮助我们重拾信心。接下来就让我带领大家去认识和学习一下这门神奇的治疗术。

本书根据法国著名心理学家埃米尔·库埃的名著《心理暗示术》等资料编写而成。埃米尔·库埃于1857年出生于法国奥布地区的瓦鲁特，1884年，埃米尔·库埃跟随利博尔特博士学习催眠术，在经过不断实践之后开始研究暗示与自我暗示，并且形成了一套属于自己的暗示与自我暗示的方法。后来他将这些方法用于病人身上，成功医治了很多医院无法救治的病人。后来他和妻子一起创建了南希催眠学院，被尊称为"自我暗示之父"。

　　随着社会政治、经济、文化的发展，越来越多的神经、心理等方面的疾病给我们带来严重的困扰，而且据近几年的调查，心理疾病在我们疾病总负担的排名中位居榜首！

　　所以，我们每个人都应该尽量地充实一些心理学方面的知识，关注自身的心理健康。即便是在没有心理医生的帮助下，也能够通过自己的知识、经验来缓解甚至治愈自身的心理疾病，而这也正是本书编写的初衷。

　　最后，希望读者朋友在读完本书后能够真正有所收获，如果真对大家有所帮助，我想这也是对库埃先生伟大工作的推广与传播。

编译者　刘文婷

目录
CONTENTS

第三章

放松与冥想，有效缓解抑郁心理

第四章

认知行为疗法帮你战胜恐惧心理

第五章
让焦虑症状在"顺其自然"中得到缓解

第六章
运用潜意识的力量抚平报复心理

第七章
支持疗法帮你驱走强迫的魔鬼

第八章
个人精神疗法让你彻底摆脱神经性摄食障碍

第一章
通过自信塑造法则，消除自卑心理

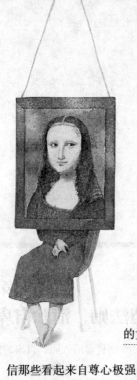

你能否想到那些看起来极度高傲的女人其实是十分自卑的？你是否相信那些看起来自尊心极强的人其实是自卑障碍患者？你是否明白其实过分虚荣的人，内心是极为自卑的？如果你细心观察就能发现，自卑在我们的生活中似乎无处不在，是的，自卑是我们生活中的常态，我们每个人都有自卑感，只不过程度不同罢了。浅层次的自卑不会影响我们的生活，可是如果自卑的程度过重，那么就会形成自卑障碍。此时你或许会问，什么是自卑障碍，自卑障碍有什么表现，自卑障碍能否治愈？不要着急，继续往下看，本章会详细为你解答这些问题。

1. 你是自卑的人吗？自卑的判断标准

我的很多患者在找我治疗的时候都会不约而同地告诉我："库埃先生，我经常会感到自卑，这种感觉困扰着我，让我感觉很糟糕。"确实，现在好像有越来越多的人受到自卑的困扰，在生活中有些人地位显赫，乍看上去霸气十足、刚愎自用、盛气凌人，似乎与自卑全然无缘。然而当我在对他们进行深层次心理分析之后，却惊讶地发现他们大都具有强烈的自卑心理，他们的外在表现只不过是一种掩饰。

所谓自卑，其实就是一种性格上的缺陷，它是很多心理障碍的构成因素，而自卑本身也是一个让人很头痛的心理问题。拥有自卑感的人通常会表现为对自己的能力、品质评价过低，同时可伴有一些特殊的情绪体现，比如害羞、不安、内疚、忧郁、失望等。那么，你是自卑的人吗？

人们的自卑感通常具体表现在以下三个方面：

第一，过分敏感，自尊心强。敏感是人们拥有自卑感的主要表现之一，拥有自卑感的人都十分渴望得到他人的重视，他们唯恐自己会被人忽略。他们过分看重他人对自己的评价，任何负面的评价都会使他们的内心产生强烈的冲突，有时甚至还会因此扭曲他人对自己的评价，就算他人对自己表现出真诚的夸赞，他也会认为对方是在挖苦自己。所以在同拥有自卑心理的人交往的时候，一定要谨小慎微，否则你不经意间的一句玩笑话就有可能在对方的心中掀起轩然大波。

艾尔玛性格外向，但是又十分敏感。这样性格的她偏偏极爱与人交谈，每当一群朋友聚在一起的时候，她都希望自己能够成为话题的中心或者话题的发起人，但是很遗憾她的每次尝试都以失败告终，这让艾尔玛感到十分失望，并且有一种失败感。渐渐地，艾尔玛开始否定自己，她认为自己很失败，并且没有什么值得夸赞的地方。有一次，艾尔玛穿着新买的裙子去上班，同事见到后由衷地对她说："艾尔玛，你的裙子真好看，配你的气质刚好。"艾尔玛笑着说："谢谢。"可是回到家后，她就把裙子脱下来放到了衣柜的底层，并且发誓再也不穿了，因为艾尔玛始终认为同事的赞美是在挖苦自己，是在向自己传达"快别穿了，你都不知道你穿这条裙子有多难看"的信息。

第二，心理失衡。自我价值感是一个人安身立命的基础，可是由于种种原因，拥有自卑感的人在社会中的方方面面都感受不到自身的价值，有些时候甚至还会遭到强势群体的厌弃。自我价值体验的丧失会引起他们的心态失衡，进而陷入到恶性的心理体验之中，如果他们无法摆脱这种心理的阴影，那么也很难摆脱现实的困境。当他们遭受他人欺负的时候，内心不但不会负气，反而认为这是正常的，长此以往，他们会逐渐认可自己的弱势身份。这种由强烈的自卑心理引发的现象，极易导致自杀行为。

安娜是我见过的典型的自卑障碍患者，她几乎具有所有自卑障碍患者的表现。当她的男朋友带着她出现在我面前的时候，我觉得眼前这个姑娘真的是羞涩到极点了，不，已经不能用羞涩来形容了。只见她低着头，两颊因为害羞而变得通红，她不安地躲在男朋友身后，一句话也不肯说。安娜的男朋友对我说："不知道从什么时候开始，安娜变得越来越怪，她整天小心翼翼地，而且还经常说一些贬低自己的话。她还十分敏感，通常别人一句无心的玩笑都能让她郁闷很久。有时别人对她讲一些很过分的话，她也不会生气，反而觉得是自己不好。我不知道她究竟是怎么了。"

第三，情绪化。自卑感严重的人不论面对什么境遇都会逆来顺受，然而这样过分的压抑恰好积聚了随时爆发的能量。因为他们缺少应对能力，所以生活中诸如失业、生病等事件很容易导致他们的心理压力。当受到不公正的待遇或者认为别人瞧不起自己时，常常会因为难以忍受而产生过激的言行。他们经常因为一点小事便大动干戈，拳脚相向。当他们无力对抗危机时，甚至会选择自残这种极端的方式表达自己的情绪。

艾薇是一个好脾气的女孩，她见到每个人都会热情地打招呼，开心时就爽朗地笑，不开心时就痛快地哭。可是最近不知道为什么，艾薇的脾气变得越来越大，她经常会因为他人一句玩笑话就对对方大吼大叫，有些时候甚至还会拳脚相向。

原来前一段时间艾薇的公司有几个重要客户流失了，而艾薇恰好是负责这些重要客户的人，于是老板就迁怒于艾薇，他不仅当着公司全体员工的面狠狠地批评了艾薇，还说了很多难听的话，从此之后，艾薇就变得不再说笑，她认为公司的损失是自己一手造成的，她感觉自己一无是处，内心很痛苦。她觉得公司里所有的人都在嘲笑她的无能，有一次同事拿这件事情跟艾薇开玩笑，忍无可忍的艾薇终于爆发了。

自卑感其实在我们的生活中处处都有体现。当你询问别人"你是否有自卑感"的时候，我相信所有人都会摇着头对你说"不"，而且语气异常坚定。有些人甚至还会跟你说："哦，我并不觉得我有自卑感，恰恰相反，我觉得我比周围的人都要优秀！"其实，此时对方的自卑感已经在我们面前暴露无遗。当一个人在讲话时手势过多或表情过于丰富，那么我们就能断定这个人有很强烈的自卑感，因为他们只能通过这样的方式来对自己说的话加以强

> **延伸阅读**
>
> 虚荣心之所以会产生与人的需要有着密切的联系。人类的需要主要分为生理需要、安全需要、归属和爱的需要、尊重的需要和自我实现的需要。其中尊重的需要包括成就、力量、权威、名誉、地位、声望等方面。一个人的需要应当与自己的现状相符，否则就会通过不恰当的手段来满足自身的需求，在条件不具备的情况下，达到自尊心的满足就产生的虚荣心。因此，说虚荣心是一种歪曲了的自尊心是有道理的。

调，使其显得更具分量。而这种掩饰自己自卑的方式就像是在吵架中处于下风的人，他们总会努力抬高自己的音量，以使自己显得很强势一样。

　　自卑产生的前提是自尊，当一个人的自尊得不到满足，又不能恰如其分、实事求是地分析自己时，就容易产生自卑心理。人们一旦形成自卑心理，就会从怀疑自己的能力到无法表现自己的能力，从怯于与人交往到孤独地自我封闭。原本经过努力便可以达成的目标也会因为自卑心理而放弃追求。拥有自卑心理的人看不到人生的希望，也领略不到生活的乐趣，更不敢去憧憬明天的美好。

2. 自卑心理在生活中的折射

自卑是人人都会有的一种情绪状态，而且在我们的生活中处处都有体现，下面就给大家介绍两种自卑心理在生活中的折射。

首先，是无限膨胀的自尊和自傲。

自卑是一种认为自己不如别人的情绪体验，是一种自己瞧不起自己的心理，表现为个体轻视自己或对自己不满意。在取得成功时，会将所有的原因都归于外部，而在受挫或失误时则将原因归于自身，会过分自责，认为自己是无能的。

自傲是个体认为自身比别人高明、聪明而感到骄傲，是一种过度的自我接受倾向，是自尊心过度膨胀的表现。自傲的实质其实是个体对自我评价过高以及对他人评价过低，在面对成功的时候夸大自己的作用和评价，并且将原因归于自身，而在面对失败的时候往往会掩饰自己的失误，并且将失败的原因归于外部。

尽管自卑与自傲的表现形式是截然相反的，但其实它们属于同一种心理倾向，都是内心的自卑情结被触动时，表现出来的两种截然不同的极端态度。两者都是从自我出发，并且在潜意识里都有害怕受伤的自卑感。当一个人无法将自己在工作和学习中的位置摆正的时候，他们的心理就会向着正负两个方面发展，有的表现为自卑，有的表现为自傲。其实无论自傲还是自卑，都是人固有的天性，它们永远存在于同一个体中，只是比例和表现形式不同而已，通常情况下越自卑的人就会表现得越自傲。

这个世界上不会有毫无自卑感的人，每个人的内心深处都有或多或少的自卑存留。自卑感有好的一面也有坏的一面，它既会使人羞怯退缩，也能使人奋发进取。从某种意义上来看，自卑感也是人们走向成功的踏板。我们能做的，只有努力去发现它，承认它的存在，并设法弥补它，以达到我们人生的目标。

同学们都不喜欢爱德拉，因为她特别自傲，对所有人都不屑一顾，她的话总是透着一股居高临下的感觉，让所有人都感觉不舒服。所以，爱德拉在班里向来独来独往，不过她对此倒并不介意。"我觉得他们是在嫉妒我的才华，而且他们都太平庸了，我不喜欢跟平庸的人交往。"爱德拉在回答"为什么"的时候这样说。

后来，我了解到，爱德拉的身世其实十分坎坷。她在出生后不久母亲就因病去世了，在她长到两岁多的时候，负债累累的父亲残忍地抛弃了爱德拉。幸运的是，她被养父收养了，不过爱德拉的养父是一名精神失常患者。爱德拉和养父一起生活了三年后又不幸被精神失常的养父抛弃。后来爱德拉的姨妈收留了她，从此她开始了寄人篱下的生活，短短几年的时间，孤儿、异乡人、贫穷等不幸都降临到了爱德拉的头上。

在爱德拉刚刚上小学的时候，她一直都表现得十分谨慎，而且情绪低落，与他人交流的时候眼睛都是看着地面的，整天一副无精打采的样子。同学和老师都不喜欢爱德拉，但唯独她的音乐老师除外。这主要归功于在一次音乐课上爱德拉的出色表现，那是一首很难唱的曲子，全班同学都唱得乱七八糟，唯独爱德拉的音准十分到位。音乐老师听到爱德拉的歌声，对她赞不绝口，并宣布以后音乐课上由爱德拉来领唱。从那之后，爱德拉就变成了现在这个样子。

通常来讲，自傲的人一般在某个方面都是有优势的。其实，自傲并不是一件可怕的事情，就如同自卑一样，自傲也有其好的一面和不好的一面。有时它会让人目空一切、狂妄自大，但有时它也能增强我们面对困难的勇气，树立个人的自尊。从某些方面来讲，傲气是自信自尊的表现，是实力的表现。

在骄傲和自卑之间，人们宁可选择骄傲也不要选择自卑，因为人们普遍认为骄傲比自卑好一百倍，不过我们应该鼓励有资本的骄傲、有节制的骄傲。如果一个人的自傲心理毫无节制地膨胀，那真是比自卑还要可怕一百倍的事情。

其次，自卑与无所适从的恐惧。

恐惧症是自古便有的一种神经性障碍，人为什么会患上恐惧症呢？近年的研究成果表明，自卑心理与恐惧症的形成有着密不可分的联系，可以这样说，自卑心理是导致恐惧症的性格基础，所以，患有恐惧症的人都具有自卑心理。

自卑的人大都缺乏安全感，而他们由于性格过于偏执，要求很容易变味，他们经常到最后会要求绝对的安全感。为了得到所谓的绝对安全感，他们甚至要防范所有具有危险性的事物，这样在超过一定程度之后就会形成强迫症，而当事者也会发觉这种动作本身不见得有什么实际效果。具有完美主义人格的人在某些事情未完成时，会产生相当强烈的焦虑感，他们总会觉得浑身不对劲，所以不论在什么情况下都必须要做到今日事今日毕，如果有什么事当天无法完成，他们就会感到紧张万分。跟别人一起做事时，如果他人没有根据他的标准来做的话，他就会感觉如坐针毡。在强迫症状和焦虑症状的催使下，时间一久，自卑障碍患者就很容易在强烈的心理压力下产生恐惧症。

戴夫从小家庭状况并不差，但是他的父母都是很节俭的人，他们平时很少给戴夫零花钱，而由于家庭教育的影响，戴夫也从来不会向父母索要零花钱。冬天天气寒冷，他的母亲因为节俭很少使用取暖设备，只有戴夫和他的哥哥从学校回来的时候，母亲才会取暖，母亲的手每年都会因为寒冷而冻裂。戴夫每次回家都觉得自己应该好好学习，这样才能对得起母亲受的苦。平日里，母亲与邻居的关系很好，从不与人发生争执，每当家里有好吃的，母亲总是忘不了给邻居送一点。尽管邻里关系十分和谐，但戴夫却觉得这像是在巴结对方一样，他很不喜欢母亲的这种行为，甚至为此感到羞耻。

后来戴夫和哥哥陆续出现了一些状况，他们一遇到同学就紧张，与对方说话怕说不好，让对方不高兴，如果不说话又觉得没礼貌；每当听到别人谈论事情，就觉得自己比别人差，人家比自己聪明；走在路上遇到有人在路边就觉得是在看他，不想从这里路过，但又不得不硬着头皮走过去，尤其是有女孩子在路边时，心中有一种说不出的难受；总觉得自己学东西太慢，好像谁都不如，眼睛不敢正眼看人，心里有想法却不知道说还是不说，说出来会不会造成对方的不满。

在人际关系与交往中，双方的视线接触是很重要的，因为人们在彼此接近时最初是靠眼睛来交流的。而对于自卑障碍患者来说，他们最担心的就是与他人视线接触，如果投向他的视线越多，他会越觉得害羞不安，于是就会导致他在大家面前不敢看人、不敢说话甚至不敢走动。

有些自卑障碍患者在感觉到他人投过来的视线时，脸上的肌肉会立刻变得僵硬起来，不仅会感觉嘴巴张不开，甚至连喉咙也会出现阻塞感。严重的甚至会恐惧他人投向自己的视线，并形成对人的恐惧。有些自卑障碍患者不习惯在他人面前表现自己或表达自己的意见，这是因为他们在潜意识中觉得那将会让自己"出丑"。有些自卑障碍患者其实并不很内向，可是他们的表现却会让外界以为他人际关系不佳、朋友很少，性格内向，这多是由患者自身的自卑及不安全感所致。

自身的不安全感会导致自卑，自卑的人由于内心觉得自身无能而更加缺乏不安全感，长此以往就会造成恶性循环。而这个恶性循环的过程中会产生焦虑、强迫、恐惧等症状，再加上自卑的人本身的自卑性格，会让他们陷入一个怪圈：自卑越来越严重，不安的症状也越来越严重。

通常而言，患者强烈的不安全感是因为小时候没有与父母建立起良好的依恋关系所致。很多患者都表示，自己自幼就与父母分离，多是由保姆或其他人带大的。孩子早期的成长环境直接影响到他成年后的人格建立。一个人的儿童期特别是3岁之前，是建立安全感的关键时期，自卑障碍患者缺乏安全感，往往就是这个时期出了问题。如果父母在这个阶段对孩子极为关爱和照顾，那么孩子一生都会特别有安全感。父母忙于工作，把孩子托付给他人照看，频繁的环境转换为孩子的成长埋下隐患，他们会从内心产生被抛弃感，心中充满对失去爱的恐惧。孩子只有与父母形成良好的依恋关系，日后才能与他人建立起亲密和信赖的关系，才能远离自卑障碍和恐惧症。

延伸阅读

多数患有自恋障碍的女性都有一个必须要接受的问题，那就是她们的体形和体重。有时候她们不论吃再多也无法平静下来，因为这种饥饿感并非是来自生理，而是来自心理。尤其是当遭遇挫折、寂寞、沮丧和孤独的时候，都有可能会使很多在饮食方面并没有障碍的自恋障碍患者出现暴饮或厌食的现象。

3. 我们为什么会自卑

通常而言，引发自卑的原因大致包括以下几个方面：

其一，**生理方面的缺陷**。能够引发人们自卑感的生理缺陷有很多，比如外貌畸形、身材矮小、肥胖、四肢残缺、听觉或者视觉机能丧失、语言障碍等。不过，生理缺陷并不是导致人们产生自卑感的绝对因素，因为生活中也不乏一些有生理缺陷但少有自卑感的人，而且从另一个方面来看，他们还可能凭借着其巨大的人格力量创造出不凡的成就，比如天生失明又失聪的海伦·凯勒写出了《假如给我三天光明》的名篇；有口吃的迪莫斯·弗斯在经过不断训练后，最终成为一名伟大的演说家。归根结底，在生理缺陷与自卑感之间，主体状态及评价起着关键性的作用，如果主体对这些缺陷十分看重并且自暴自弃，那么自卑感就会从心底生出；而如果主体自身并不在意这些缺陷，那么，自卑感就不会产生，即便是产生了，主体也能予以超越。

其二，**幼年期的经验**。自卑感通常在人们还是孩子的时候就已经生成，原因大都是父母对孩子的期望值过高。一旦孩子在某个方面出现问题，父母就会责备孩子无能或愚笨，因此，孩子为了免于责备而不敢对陌生的事物进行尝试，遇到事情时畏首畏尾，踌躇不前，久而久之就会形成自卑感。

其三，**观念上的错误**。作为群体来说，人类的能力是无限的；但是作为个体来说，个人的能力却是有限的。而且，人们的能力都有其强项和弱项。如果个体在发现自己的某个弱项后，生出矮人三分的念头，同时又没有考虑到自己也有他人所不能及的长处的时候，自卑感就会油然而生了。

其四，弱化的自我概识和负面的自我评价。自卑心理的产生涉及家庭教育、学校教育、个性等众多因素的影响，但究其本质原因和生成机制只有两个，那就是弱化的自我概念和负面的自我评价。

人们对自我形象的认识就是自我概念。人们的自我认识是随着时间的变化而变化的，小学生对自我的认识比较情景化和片面化，而且这些自我认识基本上都来自于外界，比如"我是一个好孩子""我喜欢画画""我要对人有礼貌"等，这都是自我认识的一些碎片，它们无法连贯起来。中学生对自我的认识相对而言就是较为全面和系统的，处在这个年龄段的孩子开始对自身形象产生兴趣，他们主动地探索自我，逻辑思维能力的发展也让他们拥有了把过去对自我认识的碎片慢慢整合起来的能力，并且形成系统的、全面的、抽象的自我概念和自我价值观。自我概念一旦形成，对青少年未来的人格、个性、心理健康、人际适应等各方面都起着长期的、深远的影响。同时，自我形象的形成通常会伴随强烈的情绪情感波动，是长期且艰难的过程，因而在此过程中会产生各种各样的心理及行为问题，比如自卑心理、自负心理、闭锁心理、嫉妒心理、逆反心理等，这基本上是所有青少年都必经的心路历程。

那么，自我概念来自哪里？自信和自尊又来自哪里？生活中，很多人都在四处寻找自信和自尊，可他们从不曾找到，他们把"只要……就……""如果……就……"挂在嘴边，仿佛只要实现或者得到什么，他们就可以瞬间变得自信起来。

一个人内心深处对自己的认识和评价会影响其所有的重大决定和选择，并因此塑造了他为自己所创造的生活。现实生活中，我们往往会将社会给我们的评价内化为自我的评价，并且影响我们的生活。在这个过程中，真正起作用的是自我的评价，他人的评价只有通过自我的评价才能对自身起作用。

不自信的人通常都会放弃自身的独立思考，也不会思考他人对自己评价的真实性，他们将他人的评价当成是自己的评价，这种将自己托付给外界的做法是彻底的自我逃避行为。他们逃避自我的责任，他们毫不留情地将自己出卖了，在向外界屈服的同时也丧失了自我。连自我都没有的人，又哪来的自信呢？

综上所述，自卑感是消极的自我暗示的产物。自卑是一种对自我的否定，是对自己没有信心，无法认同自己的心理表现。

"自卑"在大部分人眼中都代表着消极，是一个贬义词。尽管自卑是消极的自我暗示的产物，是自我否定的表现，但是这不代表自卑就没有好的一面，其实自卑也能引发人们积极的行为。所有人在还是婴幼儿的时候就已经具有自卑感了，因为婴幼儿的一切都要依赖于成人，父母在他们眼中是无所不能的，当他们看到成人处处优于自己时，每个孩子都会产生自卑感。但是，此时自卑并非坏事，相反，它是人在发展时的主要力量，自卑感会让人们产生寻求力量的强烈愿望。

当人们在感到自卑时，就会力图去做成某些事情，希望以成功来克服自卑。在取得成功后，人的内心会变得相对稳定。可是，当他们看到别人的成就之后，就又会产生新的自卑，这会促使自己去追求更高的目标，如此周而复始。当然，自卑也并不总是催人进步。如果一个人认为自己再怎么努力也无法改变自己的处境时，那么，为了维护心理的健康（自我的统一），他就会设法摆脱它们。而摆脱的方法类似于自我安慰法，整日生活在自己虚设的精神世界里，可是外界造成自卑的情境却没有改变，因此，他的自卑感会越积越多，其行为也就陷入了自欺当中，最终形成自卑情结。

> **延伸阅读**
>
> 自卑感之所以会出现，在于一个人感觉生活中任何方面都不完善、有缺陷。不过自卑感有时能使人克服缺陷，这种努力被阿德勒称为"补偿"。
>
> 1907年，阿德勒发表了《器官的自卑感及其生理补偿》一文，并在文中指出，有生理缺陷的人往往会有一种生理上的自卑感，他必须通过发展有缺陷的器官或全力发展其他功能而使这种缺陷得到补偿。

4．催眠治疗带你走出自卑的泥淖

催眠是改变人们潜意识最有效、最直接的方法。催眠是一种极为特殊的睡眠状态，催眠状态是由催眠师用言语、行为和动作暗示的方法引发出来的。催眠状态和自然的睡眠状态在生理表现上完全相同。人在催眠状态下，存在着一种令人费解的心理现象，那就是被催眠者在催眠状态下和催眠师保持着一种特殊的感应关系。

也正是由于这种感应关系，使得催眠性睡眠与自然的睡眠状态存在显著的差异。催眠性睡眠可以迅速进入深度睡眠，此时人们不会再对外界的任何刺激发生反应，无论周围如何嘈杂都不会使其醒来，甚至被针刺也感觉不到疼痛。但催眠师的低声自语以及姿态手势等却可以在被催眠者的身上产生强烈的效果，可以命令被催眠者做出某些动作和行为，甚至可对其植物神经系统产生一定的影响，比如诱导出恶心呕吐、出汗、心跳加速或减慢、血压升高或降低等现象，这也是催眠术为何可以治病的原因之一。当然，催眠师也可以随时让被催眠者醒来，此时被催眠者会遗忘掉全部或大部分在催眠状态下发生的事情。

更神奇的是，催眠师甚至可以命令被催眠者在醒来之后去做某件事并得到有效执行，而被催眠者本人并不一定知道为什么要那样做。比如催眠师在催眠状态下命令被催眠者第二天早上8点会有强烈的饥饿感，并吃一大片面包喝一杯牛奶。结果第二天早上8点，已经完全清醒的被催眠者果然吃了一大片面包并喝了一杯牛奶。如果你问他为什么要吃这些东西时，他大概只会回答你"因为我饿了"这样的话。

催眠术最广泛的用途是用来治疗疾病、调节情绪、激发潜能。催眠术能够治愈人们的自卑心理，让人们重新建立起自信。

自卑感是人们消极的自我暗示的产物，因此，在进行催眠治疗的时候，催眠师们会反其道而行之，通过不断地给患者积极暗示，帮助他们克服自卑、增加自信。催眠师们遵循这一基本指导思想，创造出了不同的治疗方法。

通常催眠师在将受术者导入催眠状态以后，会对患者进行"条件反射"训练，从而达到强化自我、克服自卑感的目的。其训练程序大致是这样的：

（1）将感觉都说出来。当感情自然涌出时，患者要全部以声音语言表达出来。如果是生气的情绪，那么就把生气的情感转化为恰当的语言。如果是感情受伤的话，那么也不要保持沉默，大声地把自己的内心表达出来，无论你的内心有什么样的感情都一定要全部表达出来。不要寄希望于平时来做这件事情，因为这种状态只有在催眠状态下才最容易获得。

（2）要辩驳。当他人的意见与自己的意见相悖时，你千万不要勉强表达苟同，这不仅会让自己感到十分煎熬，而且当对方洞悉了你真正的意见之后会显得十分尴尬。所以，你可以在不伤害对方的情况下，委婉地说出你的意见。这表明你自己也能够坦诚地表达感觉。

（3）要经常使用"我"字，而且要加强语气。如"我认为""我觉得"等，这时候"我"这个字的语气应为最强。

（4）坦然地接受他人的赞美，不需要谦虚地说"没什么"，应该承认自己的确不错。

（5）想到什么，就立刻去做。为了能够好好地运用时间，不要将未来的事计划得过于周密。

一般来说，这五个阶段在催眠状态中经过数次训练之后，绝大多数的患者都能在很大程度上解除掉自卑感。

除此之外，还可以运用"思考预演法"来解除自卑障碍患者的自卑感。所谓"思考预演法"是指让受术者在催眠状态中经过思考和预演，来适应某种以往会令其感到不安的场面，以减少他们的不安、恐惧和自卑。通过催眠师暗示诱导下的思考和预演，患者可感受到能顺利克服曾因自卑和不安而无法积极行动的场合中的心像，使其产生自信心，克服自卑感和紧张不安感。下面就是我自己在这方面的应用来观察一个患者案例：

一位口吃患者最近一段时间以来，口吃变得越来越重，而且在和家人相处时也变得不爱说话，有时甚至还会回避家人的问话。经分析得知，他的口吃与他的自卑感尤其是在家人面前流露出的自卑感有很大关系。于是。催眠师将其导入催眠状态，然后对其施予思考预演法进行治疗。

催眠师：现在你正在外面野炊，你能不能告诉我，你在和谁野炊？（我期望受术者能回答的是家人）

受术者：嗯……同学！

催眠师：好！现在已经换成家人了，你知道你和家人在哪里野炊吗？

受术者：不，我是和同学在一起！

催眠师：现在你的同学回家了，你应该和家人在一起的呀！（我开始用半强迫的语气）

受术者：哦，是的！……是和家人在一起。（受术者犹豫了一会儿，终于接受了暗示）

催眠师：你都和哪些家人在一起？

受术者：爸爸、妈妈还有哥哥。

催眠师：爸爸、妈妈更喜欢和你一起玩，还是和哥哥一起玩？

受术者：哥哥。

催眠师：现在你爸爸更喜欢和你一起玩。

受术者：不，不是我，是我的哥哥。

催眠师：好！现在你爸爸最喜欢和你一起玩，你会觉得你父亲宽大的胸怀是你依靠的港湾，你父亲非常疼你，胜过疼你哥哥。（语气坚决而强硬）

受术者：是的，我感觉到了，我感觉到爸爸就在我身边，我不再孤单，我非常快乐！但我还是担心爸爸哪天会不要我了。

催眠师：不会的，你现在感觉到你妈妈也在你身边，非常细心地呵护着你成长，你将不再孤单，父母视你为珍宝，哪怕牺牲自己的性命也要保护你的周全。

受术者：我感受到了，我是爸妈的最爱。

催眠师：在今后的生活中你生活得很开心，你将不再有口吃，你会打开自己的心扉，并开始喜欢与人交流。当然，你会时刻感觉到父母就在身边呵护你，你太幸福了！

受术者的脸色逐渐红润起来……

受术者：会的，一定会的。

以上这个案例，充分显示了思考预演法在治疗自卑感以及自卑感派生的心理障碍方面的独特魅力。之所以能产生这样的效果，是由于产生自卑感的核心因素是缺乏对自我能力的肯定，以紧张、恐惧、胆怯的心态去应对现实，换来的却是害怕、逃避，这样的结果是不理想的。

催眠暗示在人们的生活中起到很大的作用。当人们处在清醒状态下的时候，暗示尽管也能起到一定的作用，但是却远远没有人们在催眠状态下来得强大和持

延伸阅读

人类在经过千百年的进化之后，早已具有了利用自我意识和意象的能力，这是人类独有的一种能力。在生活中，除了被催眠师催眠外，人们自身也能够进行自我催眠，人们能够通过自己的思维资源，对自身进行催眠，以此达到自我强化、教育及治疗的目的。

久。当人们处在催眠状态下的时候，催眠师给人们的暗示能够通过潜意识发挥更加强大而持久的威力。当人们处在催眠状态中时，催眠师给出的暗示不仅能够让人们的身体感觉、意识和行为等发生变化，而且还能影响内脏器官的诸多功能。

5. 自信塑造法则帮你消除自卑

自卑的前提是自尊，当一个人的自尊无法得到满足，同时又无法恰如其分、实事求是地分析自己时，就容易产生自卑心理。所以，如果想要消除自卑心理，就一定要塑造自己的自信。

几年前，我接待了一位名叫海伦的25岁的女性来访者，她是一名打字员。初次见面，海伦低着头，动作缓慢，说话声音十分细小。海伦告诉我，她有个和自己同龄的表姐凯丽，而她的存在是自己苦恼的根源。两个人从出生开始就成了双方父母比较的对象。原本海伦对比较之事并不在意，但是小学三年级的一次考试改变了她的观念。

海伦记得那次考试她得了98分，并且受到了父母的表扬，然而当得知凯丽的成绩是100分时，她的父母对凯丽大加称赞，还拿出巧克力给凯丽吃，以致海伦顿时生出了一种由天堂落入地狱的感觉，她甚至觉得自己什么都比不过表姐。

工作后，父母们开始称赞凯丽办事认真细致，又能和同事搞好关系，可总是批评海伦做事不够细心，和同事相处不懂得变通。慢慢地，海伦自己也开始不自觉地与表姐进行比较。就连穿件新衣服，她都会想是不是凯丽穿起来更好看。海伦发现，越和凯丽比较，自己就越没有自信，她因此感觉十分痛苦。现在，凯丽已经成为部门经理，还有了一个高大帅气的男朋友，大人们对她的

"成功"赞不绝口；再看海伦，依旧是一名普通的打字员，拿着微薄的薪水，过着没有男朋友的生活，别说父母，就是她自己都感觉惭愧。因此她不敢参加两家的家庭聚会，也不敢和家里人谈论自己的工作和感情。只要一听见父母提到凯丽，海伦就感觉浑身不自在，想立刻起身离开。除此之外，海伦在工作上也开始经常出错，打字的时候不是丢三落四，就是错别字连篇，以致她觉得自己什么都做不好。失去自信的她，逐渐失去了独自上街的勇气，因为她觉得周围任何一个女生都比自己优秀、漂亮。

通过海伦的表述，我意识到她出现了自卑心理，而且这种心理已经严重地影响到她的工作和生活。为了对海伦的实际心理情况做出较为准确的测定，我用自卑感量表对海伦进行了测试。

测试结果显示，海伦在社交、自尊、外表方面有少许的自卑感，而在学习和体能方面的自卑感较高。从总体测试结果来看，海伦的自卑感为中度，她偶尔会因为自己不如别人而感觉着愧、担心被人看不起，但大多数时候相信自己并不弱于他人。虽然海伦相信自己有价值、有能力，但她却会在遭遇挫折后产生怀疑、畏难情绪。尽管海伦有时会因信心不足而逃避社交，但其实她的社交能力并不差。

根据海伦的测试结果，我对她进行了必要的心理指导，此外还告诉她要通过自信塑造法则积极地树立自己的自信，这样才能从根本上消除自卑。那么，我们应该怎样塑造自己的自信呢？

一、培养自己全面看待事物的眼光

患有自卑障碍的人通常都会把目光集中在自己不利或者消极的一面，而看不到积极有利的一面，他们通常都缺乏全面客观地分析事物的能力和信心。所以，这就要求自卑障碍患者努力提高自己透过现象看本质的能力，做到客观准确地分析对自己有利和不利的因素、积极和消极的方面，尤其是要善于发现自己的长处和潜力，培养自信心，而不是妄自菲薄。

二、在积极进取中弥补自身的不足

拥有自卑心理的人内心大都较为敏感，而且十分容易接受外界的消极暗示，从而让自己陷入到自卑的怪圈中无法自拔。其实，如果自卑障碍患者能够正确对待自身的缺点，把外界和内心的压力转变为让自己奋发向上的动力，就一定能取得成绩和成功，进而增强自信，让自己从自卑的泥淖中摆脱出来。

自卑会使一个人的意志和雄心在不知不觉中被消磨掉，会让人们感到悲观和泄气。年轻人不论是事业还是生活都还处在刚刚起步的阶段，所以，即便有时自己的成绩不如身边的人，也不要灰心泄气，人生还很长，一时的结果并不能代表一世。如果你看到身边的很多同龄人都比自己强，也不要感到自卑，让自己静下心来，冷静地反思一下，总能找到自己落后的原因。

三、正确认识自己，提高自我评价

自卑的人往往十分重视并且乐于接受他人对自己的低估评价，而不愿接受别人的称赞。每当他与别人比较时，总是喜欢拿自己的短处与他人的长处去比较。这样一来，越比越觉得自己事事不如别人，越比就越泄气，时间一久自然就会产生自卑感。其实，我们每个人都有各自的优点和缺点。自卑的人也不是没有优点，只是他们不愿意去发现和相信罢了。

因此，要想克服自身的自卑心理，就一定要正确认识自己，提高自我评价，要善于发现自己的长处，可以经常回忆一下自己经过努力做成了哪些事情；要善于发现自己的优点，肯定自己取得的成绩，并以此来激发自己的自信心，不要因为自己在某些方面存在一些缺点而把自己看得一无是处，不能因为一次失败就以偏概全，悲观地认为自己什么都干不了。

四、坦然面对挫折，加强心理平衡

通常来讲，自卑的人心理防御机制多数是不健全的，而且他们的自我评价认知系统大都偏低。因此，当他们在遭受挫折与失败的时候才会显得意志消沉、一蹶不振，这样一来又会加重他们的自卑。所以，在面对挫折和失败的时候不要怨天尤人，也不要轻视自我，要客观地分析环境与自身条件，只有这样才能找到心理平衡，才会发现原来人生处处是机会。

五、广泛社会交往，增强生活勇气

自卑的人性格和表现大都比较孤僻、内向、不合群，他们时常会把自己孤立起来，很少会与周围的人群交往，由于缺少必要的沟通，他们的心理活动极易走向片面和极端。所以，如果自卑障碍患者能多参与社会活动，就能感受他人的喜怒哀乐，丰富自身的生活体验；通过与他人的交往，自卑障碍患者可以发泄被压抑已久的情感，增强生活勇气，从而走出自卑的泥潭；通过与他人的交往，可以增进彼此的友谊、情感，使自己的心情变得开朗，自信心得到恢复。

六、理想激发动力，信念坚定信心

通常，自卑的人大都没有自己的梦想，也没有属于自己的信念。所以自卑的人通常都不会有自信的体验，因为自信是一种感觉，是一种对自己的信任，是一种坚信没有发生的事情一定会发生的信念。梦想和信念能够激发人们的动力，当人们在面对困难的时候能够产生坚持和克服它们的力量和勇气，进而增强自身的自信。

延伸阅读

现在，很多催眠专家认为，任何形式的催眠其本质都是属于自我催眠。其实，并不是每一个人都需要有催眠师的诱导暗示才能够进入到催眠状态。只要能够让人们进入恍惚的状态并且对对方加以暗示，就是催眠的最基本要素，人们只要掌握了这一要素，那么每个人都能够学习并且将这一方法直接应用到自己身上，通过暗示的方式，进行自我催眠，简单安全地把自己的潜意识给释放出来，积极去寻找催眠中所蕴含的神奇而巨大的能量。

第二章
放弃、自主与自我接纳，有效规避自恋心理

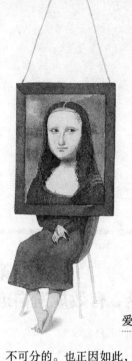

自恋障碍患者通常会把赞美和

爱联系在一起，他们认为这两者是密

不可分的。也正因如此，他们会千方百计地追求他人的认同

和承认，因为只有这样他们才能感受到自己是被接受、被喜

爱的。

1. 男性自恋和女性自恋

男性自恋与女性自恋在心理上有相同之处。患有自恋障碍的男性很容易与他人建立一种具有吸引力的关系，他们能够一直保持对他人的支配。不过，从某种意义上说，他们是被迫与他人交往的，所以患有自恋障碍的男性通常都很想结束与他人的交往。从表面上来看，他们都是属于强硬冷酷型的，即便与他们交往的女伴能够为他们增光添彩，但他们也很少会因此感情用事，有时还会表现出拒绝、难以亲近，甚至是逃避和攻击性。

患有自恋障碍的女性的表现在某种程度上同男性相似。患有自恋障碍的女性表面上通常会表现出自信、马虎、冷漠、自负和独立。她们经常会在不经意间散发出迷人的魅力，因此，她们首先能获得异性的好感，与此同时她们也能够"左右"同性，这是因为她们懂得如何迅速地去迎合对方的期望和需要，并对对方表现出友好、坦诚的关注。

这些表现都是患有自恋障碍的男性和女性的相同点，但是两者在自恋的形式上还是有区别的。

患有自恋障碍的男性和女性是同一块硬币的两面。他们都具有相同的自恋障碍，但他们的表现形式却截然相反：女性对社交表现出极大的渴望，而男性则对社交没有任何的兴趣。从这两种自恋人格截然不同的表现来看，女性的自恋是因为自卑，而男性的自恋是因为自傲，当然这只是通过他们表面的表现来看的，不排除在更深的心理层次中，自傲的背后隐藏着自卑，自卑的背后又隐藏着自傲。

男性自恋与女性自恋的不同表现在很大程度上与特殊的社会化要求和我们生活的社会中男人和女人的角色有关。女孩自幼就被灌输要接受顺从的思想和教育，基于这样的教育她们很少会主动去攻击别人，即便是在遭受到不公的对待时，女孩们也会表现得逆来顺受。而男性则不相同，他们在小的时候接受到的思想是"你必须要强壮，你必须要有男子汉的气概"。男孩们在这样的教育下不自觉地让自己变得强壮且具有男子汉气概，于是他们在受到攻击的时候会选择自我防卫，他们这一表现形式与男性自恋的行为是完全一致的。

人们的自恋冲突通常是由自傲和自卑这两种完全不同的体验无法协调一致而导致。在由男性主导的父系社会的长期影响下，女性似乎更多倾向于自卑，而男性更多倾向于自傲。不过这并不意味着女性就没有自傲，或者男性就没有自卑，只不过是哪一个占主导罢了。在应激状态下，男性和女性会选择各自"擅长"的防卫策略：男性会把自己打扮得更重要，经得起考验，而女性则自己沉浸在自卑当中，觉得自己很没用。

男性自恋者总是试图以"老男人"的形象来对自己进行包装，因为他们认为这样能够显示出自身的成熟，并以此来弥补自身的自卑感，这种情形在成功的商人中很普遍。同时，还有一种男性则是职业的"失败者"，他们会以另一种行为表现来展现自己的能力和成就，比如赛车、大声讲话、炫耀等。

与此相反的是，女性自恋者通常表现得十分消极，对待任何事物都感觉毫无希望，不论什么事情都听天由命。她们有一种所谓的"感觉泥淖"，它会使人产生强烈的消极感并且不断重复。她们在接受治疗的时候总是会不断地谈及旧病复发的问题，并且会生动地描述自己曾经遭遇的痛苦，以此来表达这种病对她们而言是多么痛苦。她们总是会对自己进行强烈的贬低并且承受由此带来的痛苦。她们的这种做法只会使病症得到保留而不是改善。

男性和女性的两种不同的自恋结构形式都会导致他们产生同一种自我价值障碍，不过在形成怎样的人际关系方面，两者的表现还是略显不同的。通常而言，男性自恋者会找一位能够提高他自尊心的女性，即补偿性的女自恋者。他会从这位隶属于他的女性身上得到他所需要的赞扬。可是，如果距离过近的话，男性自恋者又会试图把女友推开一些，不过这也不是一件容易的事情，因为补偿性自恋者在很大程度上都是忠诚的，她们一般是不会分手的。而且，补偿性恋人会盲目地把自己的期望和对方的期望交织在一起，而且从来不承认交往的失败。

女性自恋者在这一方面和男性自恋者也有所区别。她们会通过不断地美化对方、完全放弃自己等方式，从男友那里获得一种理想的自我。她们从来不会向男友提任何需求以满足自己的需要和要求，她们对男友绝对依赖并且会给男友母亲般的照料。她们通过分享赞扬男友的形象而使自我形象得到提升，通过与对方的同一使她成为一个"理想化的替代自我"，让自己有缺陷的自我价值通过男友的样板得到补偿。

女性的自恋行为在很多事业有成的女性身上也能够看得到，或者说能够看得更为明显。她们总是被一种感觉支配着，她们想要做得更好，获得更多的权力和更高的职业地位，并且在幻象的基础上，建立起一种自己才是最好的形象。她们担心自己的地位会受到威胁，于是会不停地贬低别人，一旦受到批评或质疑，她们就会担心自己在公众的心目中会丧失有能力的形象，更有甚者会担心一切都会随着这件事情土崩瓦解，大家将会看到一个外强中干的自己。很多有自恋障碍的女性都会觉得自己像是一个骗子，她们展现给他人的聪明才智其实都是一种假象，实际上她们感觉自己很笨，也没有什么实际的能力。她们需要通过外表的稳定因素，诸如

延伸阅读

自恋分为原发性自恋和补偿性自恋。原发性自恋就是我们见本章所讲的内容。原发性自恋者核心概念是：我天生就是完美的，这无须证明，他人难道不是都应该为我服务吗？

补偿自恋者的核心概念与原发性自恋者相反，他们认为"我不是完美的，我只有通过超越他人才能成为完美者，而这种超越是否成功也是要由别人来判断。"

得到他人的认可、升职、加薪等方式来维持自己业已树立起来的形象。同样，异性眼中的苗条也是一种有力的稳定因素。女性自恋者通常会认为自己如果具备了这些稳定因素，那么不论什么都在自己的掌控之中，不论自己做什么都是可行的，此时自己的理智是能够胜过感情的。

尽管男性自恋患者和女性自恋患者在表现方式上不尽相同，但归根结底都是自恋型的人格障碍，最初的形成因素也大致相同，所以在治疗的时候可以采用类似的方法。

2．我们早期接触的事物以后都有可能成为问题

艾琳诺是一位身材高挑、着装时尚的女孩儿，她外表清秀可人，看起来十分讨人喜欢。而在现实生活中她也确实是这样的，工作中的艾琳诺表现得十分自信，她的独立经常会在不经意间散发出迷人的魅力，因此深得周围异性的好感。不仅如此，艾琳诺身边的同性朋友也对她赞不绝口，因为她很了解她们的内心，总是能够在恰当的时候对对方表现出友好、坦诚的关注。尽管艾琳诺在周围人的眼中是如此完美，但是她自己却不这么认为。

"很多时候我都对与人接触这件事感到恐惧，我也不知道应该怎样与他人做朋友。而且我无法适应任何环境，也不能与他人建立任何感情，很多时候我都觉得自己要被社会淘汰了。我每天都感到十分忧愁和压抑。而且我经常感到喉咙有东西堵着，胃就像是缩在一起一样，里面好像有一块圆圆的、滚烫的石头。"艾琳诺这样对我说。

"跟我讲讲你的童年吧。"我说。

艾琳诺点点头，说："我有两个哥哥，我是家中最小的孩子。我的母亲患有精神分裂症，我的父亲是一名汽车修理工，他十分喜欢喝酒，并且脾气暴躁。他很少跟我们交流，也不懂得如何关心照顾我们。他对妈妈非常粗暴，我们经常能看见他殴打母亲，而且每当母亲犯病时，父亲和亲戚就会对她进行毒打，场面十分恐惧。我从10岁开始就要一边上学一边做家务，还要给全家人做饭。因为父亲要上班，大哥在读大学，从不回家，二哥整天在外面玩，也很少

回来。母亲除了犯病就是整天像孩子一样对我撒娇或者躺在床上重复做某个动作。家里总是冷冰冰的。"

听完艾琳诺的叙述，我初步判断她患有自恋型人格障碍。

自恋型人格障碍的成因通常是因为个体无法把自己本能的心理力量投注到外界的某一客体上，该力量被留在体内，就形成了自恋。而关于自恋型人格障碍的形成，最早能够追溯到人们的婴儿时期。每个个体在婴儿期都有自体自大以及夸大的倾向，比如，婴儿的欲望没有得到满足便会大声哭号，这是因为婴儿都是自恋的，他们只知道自己的存在，不知道有客观世界的存在，他们认为自己就是世界的中心。他们就会因为自己的要求受挫而感到暴怒。

这种不被满足的情况是在婴儿养育的过程中偶然发生的，可是，如果养育者经常这样对待婴儿的话，就会使婴儿长期无法得到夸大的自体自恋满足，无法与自己的内部期待配对成功，这就会导致婴儿对外界失望，而他的大脑会根据实际情况放弃正常的养育与被养育环节的回路构成，继而转换成以自体幻想性循环回路来替代补偿这一自恋的需要。

通常而言，婴儿生命的第一年是他们形成人格雏形的重要时期。在这一时期，如果婴儿与母亲过早地分离且没有其他亲人代替照料，那么他们就会产生沮丧情绪。他们最开始的表现是反抗，他们伤心、哭泣，如果反抗无效就会表现得十分失望，进而会回避，不再与人接触，并开始自我刺激。而且，婴儿再长大一点后还会表现出攻击性的冲动，不过这种攻击性并不针对别人，而是针对自己，比如用头撞墙等。这种内心的激动形式被称为"孤儿"抑郁症。如果与母亲的分离发生在上面所说的时间之后，或者孩子与母亲建立了一种良好的关系，那么"孤儿"抑郁症的症状就不会那么严重了。

除了实际的分离之外，心理上的冷落也会对儿童产生负面的影响。尽管父母亲友一直都在身边，但是这并不就意味着儿童就会感到被接纳和得到爱，如果是这样，那么他们就会感到孤独，他们无法构筑"原始信任"，进而表现出自尊障碍。

"原始信任"以及"原始不信任"的感觉基本上在婴儿出生后的前几个月就能形成，它的形成取决于父母对待孩子的态度，原始信任是一种自我信赖需要的感觉，它是由父母可信赖的照料和对孩子的接受所引发的。如果孩子来到这个家庭中是受欢迎的，并且能够得到家人的精心照料，那么孩子就会形成原始信任。反之，如果孩子的到来没有受到家庭的欢迎，父母由于讨厌和害怕把他弃之一边，那么孩子就会对这个外界不再抱有任何信任的态度，就会形成原始不信任。婴儿期最初建立的交往质量不仅构成今后交往的基础，同时也塑造了儿童对他人也包括对自己的行为和态度。他如果能接纳其他的人，那么今后他就能这样去接纳自己，而如果他拒绝其他人，那么今后他也会这样拒绝自己。

缺乏原始信任的人会把这个世界看作是一个充满危险的地方，把别人更多地当作敌人而不是伙伴。他们没有真实的安全感。我们可以从一个孩子对待陌生人的反应中就能够看出他是否拥有基本的信任。拥有原始信任并且发展有力的孩子会对陌生人充满好奇，而没有原始信任的孩子对陌生人则充满了恐惧和防范。

除此之外，母亲的喂养方式也会对孩子今后的人格形成也会产生很大的影响。当我们还是新生儿的时候，我们就通过食物与母亲紧紧联系在一起，通过这种方式与母亲进行交流，进而去了解世界。当母亲在给孩子喂奶或喂饭的时候，孩子们也会获得一种直觉性的交往技能，母亲喂孩子的方式，不仅会对孩子今后的饮食习惯产生影响，而且还可以塑造他们的生活意识。

其实，不仅儿童的身体需要食物，他们的心理也同样需要"食粮"，信息、观点、指示、思想等都是儿童所需要的心理食粮。可是后天教育却会让人们的态度变得越来越平和，人们没有了自己的想法，只能被动地接受外界向他提供的一切，无须考虑它的意义是什么，此时批评、质疑与好奇都是不受欢迎和不被允许的行为。这种将他人的意见不论对错一并接受的现象被称为"完全摄取"。

这种现象通常都会出现在发展的早期阶段，也就是人们的婴儿期。在此时，儿童和世界是一样的，随着儿童心理的不断成熟，摄取就会出现分化。他们不再被动地接纳一切，而是拥有了对信息加以选择的能力。可是，如果由于强迫适应而很早就出现这种信息选择能力的障碍，那么这些人的早期完全摄取形式就会保留着。他们没有自己的选择和判断能力，所有的事都需要他人来帮自己拿主意，这种人后天的依赖性是很强的，而且自我意识十分淡薄。他们没有自己的观点，对他人灌输的东西总是不加选择和区分就全面接受。他们没有自己的判断方法，所以常常会依赖于外部的榜样。

婴儿们是能够感受到周围的环境的，所以，当孩子缺少关注或者没有充足的食物时，他对此是不满意的，于是就会出现负面的消极的自我形象，孩子会在潜意识中有这样的想法"环境是坏的，那么我也是坏的"，并会因此形成一种不讨人喜欢，认为四周都是危险的想法。可是如果周围的环境是好的，他们被很好地对待，那么他们就会形成一种积极的自我形象。

由此可以看出，我们在成长早期所接触的这些事物对我们人格的产生、形成都有着极大的影响，如果我们过早经历了一些不好的事情，或者我们无法将那些事情带给我们的恐惧抹去，那么就极易形成自恋型人格障碍。一般个体的自恋并不是不健康的，只有自恋程度超出了社会的包容度，才会被认为是病态的。

延伸阅读

在女性自恋人格结构中表现出女性的主要困境是：非此即彼她们没有稳定自尊的女性人格，于是便会选择一种极端的生活方式：完全依赖他人，直到最后丧失自身的同一性；与他人保持很大的距离，但是她们自身却感到十分孤寂。不光如此，有时就连她们对自己的评价也是如此：认为自己十分强大、出色和自信；要么就会认为自己十分弱小、自卑和无助。

3. 自恋心理在生活中的折射

自恋总是与自尊息息相关，病态的自尊是自恋的无限扩大，健康的自尊通常来自于生活中的三个部分。首先，它是婴幼儿时期自恋的残留物；其次，来自于理想自我的逐步实现；最后来自于客体对爱的满足。一个成熟的人是不会长久地保持童年期完美、自恋的幻觉，他们会积极地去寻求理想化的自我来代替自恋。可是自恋者要求得到的爱却是无私的给予、支持以及无条件的赞美，并且希望以此来证明自己的无所不能和特殊。对于自恋者来说，他们要对他人深入地依恋，同时，又时常会逃离这种依恋。那么，怎样判断一个人是否患有自恋型人格障碍呢？

尽管目前对于自恋型人格障碍的诊断标准还不一致，但是一般认为其特征如下：

（1）患有自恋型人格障碍的患者在面对他人的批评的时候，会有愤怒、羞愧或者耻辱感，尽管不一定会当即表现出来，但是他们的心理肯定会被这种情绪所包围。

（2）喜欢无端地指责别人，不论什么事情都是要他人来为自己服务，要对自己百依百顺。

（3）具有自我重要的夸大感。自视甚高，过分自大。喜欢夸大自己的成就和才能，并且希望得到他人的关注。

（4）认为自己是"特殊"的，所有的见解都是独一无二的。他们总是坚定地认为自己所关注的问题是世界上独有的，是不能被大众所了解和接受的。

（5）沉湎于无限成功，热衷权力、光辉以及荣誉，具有美丽或理想爱情的幻想。

（6）认为自己应该享有他人没有的特权。

（7）渴望得到他人持久的关注与赞美。

（8）不论是对人还是对物都缺乏同情心，"以自我为主体"，不愿设身处地认同他人的感情和需求。

（9）有很强的嫉妒心。

在以上9项当中，只要符合其中的5项，就能初步判定为自恋型人格。

自恋型人格障碍患者的人际关系有相同的特点，那就是人际关系困难。而且他们经常会因为抑郁的情绪、困难的人际关系或者不切实际的目标而影响自身的工作进度。但是另一方面来看，正是由于他们对功利的追逐，才使他们在工作中取得较高的成就和荣誉。

而且，自恋型人格障碍患者总是夸张地认为自己是最特别的、最优越的。自恋者的信念是自己具有优越感的补偿心理，他们总是会认为自己是个特别的人，或者认为自己比他人都要优秀。一旦有人不认可他们的特殊地位，他们就会认为自己遭受到了不可忍受的虐待，就会变得气愤不已，同时对他人充满戒备、情绪低落。在与他人的交往中，如果自己没有成为优胜者，或者没有被他人当作特殊人物来对待，他们就会有自己低人一等、微不足道的感觉，就会转向外界寻求自我保护和自我防御的补救措施。

自恋型人格障碍患者在人际关系上的行为表现主要有"心理边界模糊""无助与控制""专注与依赖"，其中"心理边界模糊"是最基本的表现。人们在社交中通常都会有四种距离：亲密距离、个人距离、社交距离和公众距离。心理边界是属于社会心理学的概念，即实现心理控制功能的最终界限。婴儿在最初的时候是与母亲处于共生状态的，此时的婴儿觉得自己和母亲是一体的，他的心理与母亲的心理是相互融合的，婴儿的一切都要依赖母亲完成，但是随着婴儿逐渐长大，就会觉察到他人的存在，开始意识到自己是独立的个体，此时的这个意识便是分离的开始，也是婴儿建立心理边界的开始。

心理边界是座"心理围墙"，它为我们确立了一个心理范围，我们可以在这个范围内探索内部和外部的世界。一个人的心理边界确立得如何，对其心理健康程度和社会行为起着不可忽视的作用。

心理边界模糊的表现有多种形式，比如，丈夫怀疑妻子有外遇，于是他会选择跟踪或者限制妻子社交活动的方式来消除自己的疑虑；两个人一起上街的时候，他会像军官一样来指挥你，其实他并不是在关心你，而是在潜意识里操控你。不论什么时候，如果你拒绝对方的操控，那么他们就会表现出无助、愤怒、敌对的感情，并且会转化为进一步的控制和纠缠，让人难以摆脱。

人们或多或少都会有一些自恋倾向，如果症状轻微，则危害轻微；如果症状严重，则危害严重。只有到了某种程度才会出现破坏性自恋，甚至是更糟糕的病态自恋。

破坏性自恋以及病态自恋会给周围的人带来极大的痛苦，关系越是亲近，痛苦就会越深。比如，有破坏性自恋的父母，他们会压制孩子的意愿表达，时间一久，小孩就难以形成独立思想；夫妻双方若有一方是破坏性自恋者，就会压制另一方的成长，因为他（她）总是会责备对方，从来都不认为自己有错，会使得另一方得不到应有的关爱。

破坏性自恋以及病态自恋也会给患者自身带来极大的危害。因为这会阻碍他客观地看待世界，极易对外界形成极端且偏颇的看法。他们会看轻周围的人，并且不懂得给身边的人关爱，这样自己也无法得到成长所需要的关爱。

延伸阅读

保持平衡的心态，是预防心理疾病产生的关键。要想保持平衡的心态，就要对自己和他人提出合理的要求，不能对自己和他人过于严苛。抛却完美主义的倾向，不自寻烦恼。

4. 学会放弃是治愈自恋心理的第一步

通常而言，自我认可的程度比实际程度要弱的，叫"自卑"；自我认可程度比实际程度稍强的，叫"自信"；而自我认可程度与自身的实际情况相去甚远的，就叫"自恋"。

自恋是我们心灵发展过程中残留的儿童成分，它不仅会严重阻碍我们人格的健康发展，而且还是一切心理疾病的根源。那么，怎样才能够摆脱自恋心理呢？自恋障碍患者莫琳的这段日记，或许能够给人以启示。

"……这种感觉就像是堤坝被冲破了一样，我再也不能保护自己免受痛苦，于是我产生了羞愧和自卑感。这一切都给我的内心带来了极大的痛苦，我开始哭个不停。生活让我感觉很'空虚'，而我自己则显得那么'虚伪'，我为自己戴上的假面具又是如此逼真。我感觉我内心的紧张感随时都会增强，于是我爬上窗台，想要从楼上跳下去。

"我站在高高的窗台上大声高喊'我不想活了！我不想活了！'可是，当我望向那严冬特有的黑沉沉的夜色时，我突然听到了心里有一个声音在对我说：'为什么要自杀？你其实只是想要扼杀迄今为止生活的一部分而已。'听到这句话之后我没有从窗台跳下去，而是跑到我的好朋友那里。

"我在她那里痛哭流涕，并向她坦白了真实的自我，我对她说：'其实我完全不是你在生活中看到的那个样子，你知道吗，这个世界上有两个莫琳的存在。'然后我向她描述了那个躲在面具后面的，看上去很有自信和自我安全感的莫琳。面具已经让我感到非常疲惫，我已经筋疲力尽了，而且毫无抵抗力，我感觉我所谓的安全感正在慢慢地消失，最后剩下的就是那个满目疮痍、软弱无力的莫琳，我知道这个过程是痛苦的，只是当下的感觉还好。"

"很神奇的是，我的生命在这里发生了转折。我清晰地回忆起当时的感受，是精疲力尽而又十分震惊，这种震惊的感觉充满我的身体，当时我只有一个念头，那就是只有获得好友的信任我才能活下去，因为现在只有她知道我是谁，我究竟怎么了，我应该如何做。于是，我决定去接受治疗。实际上这已经是我走向新生的第二步了。

"当我完全放弃后产生了另一个'莫琳'，而她在我面前展现的是未来美好的情景：我有机会遇到一个允许另一个'莫琳'生活下去的治疗师来为我治疗。而我的好友也对我说：'一切都会好起来。'我觉得人们已经能够接纳我现在的情形了，所以我相信好友说的话，并且丝毫不会怀疑。"

看完莫琳的日记你有什么启发吗？是的，莫琳之所以能够敞开心扉，并且逐步自愈，是因为她放弃了"歪曲的"自我体验。

由此也能看出，放弃单一的自我标准是摆脱自恋心理的第一步。学会从别人的角度去看问题，不断扩大自己的兴趣范围，努力拓展自己的心灵空间，能够让人们顺利地摆脱自恋的阴影。

在生活中，很多人都会产生这样的想法，他们认为只有与众不同才会被人爱，只有完美和出色才有生存的权利。如果他们认为自己只有凭借出众的相貌才能获得他人的爱，那么他们就会竭尽全力地歪曲自己，来表现自我。很多自我价值很弱的女性都认为自己的外表和完美性可以决定她们能得到爱还是被人拒绝。

其次，要让自己试着放弃以自我为中心的人生观。自恋型人格的最主要特征是以自我为中心，而在人的一生中以自我为中心的心理最为强烈的阶段是婴儿时期，如果一名成年人还运用"自恋机制"来进行自我心理防御，那么它将变成十分危险的防御机制。所以，要治疗自恋型人格，必须了解婴儿化的行为。所以，你可以找自己的亲人或好友作为监督者，一旦出现强烈的自我中心主义的行为，便要对方给予警告和提示，督促自己及时改正。通过这些努力，自我中心观是会逐渐消除的。

最后，要让自己学会爱他人。对于自恋型人格障碍的患者来说，仅仅抛弃以自我为中心的观念是远远不够的，他们还必须学会去爱他人，只有这样，他们才能真正体会到放弃以自我为中心的观念是一种明智的选择，因为任何人要获得他人的爱，都必须先付出自己的爱。而自恋型人格障碍者的爱就像是小朋友的爱，是不成熟的爱，因此，他们要努力加以改正。只要在生活中多一分对他人的爱心，自恋症状便会减轻一分。

延伸阅读

患有自恋障碍的女性在交往的时候通常都会在亲近和疏远之间做着选择题，她们徘徊不定，这种状况让她们感到十分痛苦。如果选择亲近，她们担心会被这种亲近压垮，于是就会马上考虑与之保持距离。可是如果选择疏远，她们又担心自己会感到孤单和沮丧。所以，不论她们做出什么样的决定，都不会感到愉快和开心。而且这种交往的模式会令她们很快就与关系密切的男友分手，并且在下个男友那里重蹈覆辙。

5. 自主与自我接纳帮助你自我痊愈

自主和积极的自我接纳是自恋型人格障碍患者人格发展的目标，也就是说，他们可以具有一个整合的自我和一个稳定的自我价值体系。热爱和尊重自己，回避挫折，每个人都必须接受极限，不要再因为孤立无援而紧紧抓住别人不放。尤其是对于患有自恋障碍的女性来说，这意味着治愈那些早年自我丧失所留下的伤口，构筑一种独立的人格。在这种人格下，女性自恋者能够以本来的面目生活，尽管她们会不停地回去找男朋友，但自己已经可以摆脱他了，得到爱而不需放弃自己的个性，坚持自己的观点，可以说不，而不感到会遭人拒绝，没有特殊的成就也会被认可。患有自恋障碍的女性只有学会了这一切，才能从自身不断地找到行为导向的参照点，而不是从他人的身上去寻觅。

曾经，有一个患有自恋性障碍的女性患者来找我治疗，她说她想要让自己变成那种"对自己做的事不要老是去考虑如何得到别人的认同，而是凭自己的意愿去做。在接受批评的时候不要立即退缩，而是要从自己所做的事中寻找一些做得好的地方，我也想查明我究竟想要什么。"这位女士期望做的这一切都是自主的成熟的行为方式。

要想让自己走上自主之路，首先要让自己在生活中走得踏踏实实，一步一个脚印。不过，很多时候要让当事人来检验自己和别人的意见是多么的重要。一名女性如果对自己的工作成果缺乏信心，那么她就会对别人怎样评价自己有许多想法。而且，每当她对自己有消极的看法时，她就会认为别人也会如此看待自己。或许出于害羞，她没有将自己内心的看法表露出来，甚至因此不与他人交往，这样就更增强了她的恐惧感，担心自己表现得很差、没有价值，并且这种想法会变得越来越严重。然而，她对自身这种消极和贬低的想象通常都是丝毫没有依据的。只有当她有勇气坦率地与人面对面地交谈，询问他人对自己的工作怎样评价时，才会发现他人的评价与自己之前的想法是完全不一样的。双方能够实事求是地交谈目前的成功的和不成功，结果是非常有好处的。这样一来，女性自恋者就能学会怎样才能较为真实地去估计自己的成就，也会知道，即便自己的成果有很多缺点，但是他人一样可以接受她，他人不会像自己一样，把自己评价得一无是处。像这样的经验就是一则宝贵且重要的经过纠正的经验。

这种经验的积累可以是多方面的，如对自己的外貌、行为、态度和感觉的估计等。如果她与一个信赖之人经常接触交谈，那么她至少可以部分地解除对自身的怀疑、恐惧和担心。在这一方面，最大的障碍其实是女性自身，因为她必须要克服自己的自视清高，经受得起他人对自己的批评。唯有如此，随着时间的推移，她就会发现自己可以越来越轻松地告诉别人自己的缺陷和恐惧，如此一来就不需要因为很多事情无法解决而藏在自己的心中了。

通过向他人询问的方式还能够弥补女性在与他人交往中所缺乏的信心。为了避免别人对自己有消极的看法，她可以去询问他人对自己的感受，是不是在交往中出现了问题。通过交谈，她很快就会弄明白因为误解而发生的争吵是可以避免的。

自恋的本质其实是自卑。但是，自恋型人格障碍者与自卑的人不同的是，他不会直接为自己的缺点感到痛苦不安，而是反其道而行，对自身的缺点故意视而不见，回避问题，美化自己，甚至到了自欺欺人的程度。他会自己给自己编造一种美丽的幻象，在这种幻象中获得自恋的快乐，满足心理上的需求，这种满足的快感又诱使自己继续欺骗，以至形成一种习惯。打破这种恶性循环正是自恋人格心理治疗的重点。

如果一个人不能接纳自己，无法直视自己的弱点。并且，在他的内心，因为自己的尊严，他也无法接受自己不能直视自己的缺点这一事实。当这两种情绪间的冲突逐渐增大时，就会产生焦虑，随后就会出现投射，即把自己不能接受的东西想象成别人所有的，因此就形成了一种别人不能接纳他的心理暗示。

这种心理暗示就导致了这个人不能接纳别人。在他内心中，既然别人不能接纳他，他当然也就无法接纳别人。这种从不接纳自己到不接纳别人的心理活动是在人的无意识中发生的。

由此来看，我们可以从一个人能否接纳自我，来推断出他是否能接纳别人，也可以从一个人是否接纳他人，推断出他是否能自我接纳。换句话说，我们可以从学习接纳别人入手，尝试接纳自己。如果你接纳别人，尊重别人，对方通常都会对我们做出积极的回应。久而久之，被人接纳的感觉会让自我感到自己的正确价值，于是，自我接纳便会产生。

所以，要想有效规避自恋心理，首先要自主地接纳自己。不管你的状况怎样，是生活得很糟糕也好，生活得很惬意也好，为了能有一个健康的身心，首先要面对现实，接受现实。就像建造楼房一样，如果想把楼房建设好，首先要考虑你的地基问题，地基有多深，地质构造怎么样，决定了你的大楼能建多高。与建设楼房不同的是，心灵的建设中，别人的设计蓝图你是没有办法照搬的，因为你没有办法选择你的成长环境，没有办法选择你的父母和你的样貌，也没有办法选择你在成长中遇到的人和事。

这时候，羡慕、嫉妒与自怜自艾都是没有用的，你要做的，就是接纳自己而已。接纳自己意味着了解自己需要什么，想要什么；意味

延伸阅读

一个具有稳定自我价值体系的人，有时也会表现出悲伤或愤怒，但是他不会丧失自我价值和生存理由。但是，一个患有自恋障碍的人在对待他人的评价时，会非常缺乏自信心，这是因为他无法维持他的自尊。这样的状态会让自恋障碍患者的情绪一直处在消极的状态之中，就连疾病都给他带来极大的消极影响，有时他们甚至还会因此对自己的生存理由产生怀疑。

着看到自己的缺点，但是不急不躁，不遮不掩，并有信心可以在现实中努力改善这些缺点；意味着尊重自己，也尊重别人，能客观看待别人和自己的差异；意味着自己犯了错误时能正确对待错误，了解自己只是某件事做错了，不代表自己的整个人都是不好的；意味着接纳生活中所有的真实，不主观、不偏执。接纳自己就能拥有一个平和的心态，自然自恋心理就消失得无影无踪了。

第三章
放松与冥想，有效缓解抑郁心理

1. 谁都会难免抑郁
2. 抑郁心理的诱发机制
3. 抑郁心理在生活中的折射
4. 与糟糕的回忆和平共处
5. 通过冥想获得宁静并接受自我
6. 找出抑郁症复发的原因

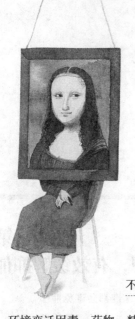

100个抑郁症患者中就会有99种

不同的患病原因，其中有遗传因素、

环境变迁因素、药物、精神压力等各种原因。不论是由何种

原因引发的抑郁，我们都可以通过倾诉、痛哭、运动等方式

进行宣泄和释放，抑郁症就如同是心理的"感冒"，而这种

释放就如同打喷嚏一样，只要气通了，身体自然就舒服了。

而这其中，冥想这个"喷嚏"对人们抑郁症的心理自愈是十

分有效的。

1. 谁都会难免抑郁

在现实生活中说起抑郁症，人们都会认为自己是与之无缘的，可殊不知，在生活中，我们每个人都难免会抑郁，只不过抑郁的程度有所不同罢了。抑郁被称为心理的"感冒"，几乎每个人都会抑郁，从来没有任何人可以在一生中从不抑郁，要知道，永远的乐天派只不过是人们的幻想罢了。抑郁是一种正常的情绪，而且生活中的大部分抑郁情绪都是能够自我排遣的，这种不被人发觉的抑郁情绪并不被称为"抑郁症"，只有那些时间较长、程度较重、已经影响到人们正常生活的抑郁情绪才会被人们认为是"抑郁症"。

生活中，很多人都简单地认为，心理抑郁就是不开心。其实这种对抑郁症的认知是错误的。心理抑郁是一种较为持久的情绪障碍，处于这种状态的人已经是心理疾病的患者，而不开心只是一种短暂的情绪。在临床上，抑郁症患者会有不开心的表现，但是这并不代表人们不开心就是抑郁。所以，抑郁心理并不是简单的不快乐。

安娜是一家百货商场的销售经理，在公司的上司以及同事的眼中，安娜是一位乐观开朗、热情活泼、谦虚有礼的好同事。只要一提到安娜，大家就会想起她那亲切而真诚的微笑。然而，安娜的丈夫威廉却对他们的评价大为不解。原来，安娜已经有两年没有给过自己笑脸了。不仅如此，安娜在家里还常常摆出一副冰冷的面孔，有时甚至会对威廉恶语相向。

威廉是一名大学教授，五年前，他和安娜步入了婚姻的殿堂。他回忆说，刚结婚的时候，妻子的确热情开朗。那时，她刚刚参加工作，还只是一名普通的售货员。三年前，安娜由于工作出色被提升为部门经理，她也逐渐变得忙了起来，而没事的时候，她就会闷闷不乐地坐在一边，两个人的交流明显减少，安娜对威廉的问话很少回应，有时甚至还会情绪暴躁地对威廉大吼大叫。

刚开始的时候，威廉以为这是由于安娜刚刚升职，工作压力太大，情绪紧张所致，过几天她就会变得和以前一样笑声爽朗。然而，时间一天天过去，安娜的情绪非但没有好转，而且还一天比一天低落，她不仅经常对威廉恶语相向，就连对三岁的儿子也变得不冷不热的。不过，如果威廉有学生或者同事、朋友到家里做客，安娜就会迅速变成和蔼可亲的贤妻良母，她会不辞辛苦地亲自下厨做一大桌子菜，笑眯眯地招呼客人，把温暖和热情周到传达给每位客人。

发现安娜人前人后的反常表现后，威廉咨询了自己心理学的同事，同事建议他带妻子去看心理医生。经过威廉一番苦口婆心的劝说，安娜终于同意随丈夫来到我的心理诊所。

经过与安娜夫妇的交流与沟通，我初步判断：安娜患上了微笑抑郁症。是的，没错，即便她一直在微笑，但是她依然患上了抑郁症。安娜之所以在客人面前表现得热情开朗，一方面是出于礼节的需要，另一方面则是为了维持自己和威廉在他人面前的形象；安娜对同事们彬彬有礼，笑容满面，除了礼节与维护面子外，还有保全自己的工作的需要，即为了自己的前程，她必须做到落落大方、谦和有礼；在顾客面前的微笑，则带有职业性色彩，是为了顺利完成工作，也是受自己责任心的驱使。安娜微笑的背后其实蕴含着更为深刻的孤独寂寞，是难以排解的抑郁情绪。而且安娜的微笑行为已经具有了表演的性质，与她内心的痛苦感觉严重冲突，难以实现"真我"的表达。

抑郁症又被称为抑郁障碍，是心境障碍的主要类型之一。抑郁症患者常常处于一种心境低落的状态，而且这种低落的状态与其所处的环境并不相称。

抑郁症患者的消极情绪会随着病情的加重而持续扩大，会从闷闷不乐到悲痛欲绝，从自卑抑郁到悲观厌世，甚至会表现出自杀的企图或行为。抑郁症患者感受不到快乐，他们深陷悲伤的情绪而不能自拔，他们对任何事物都提不起兴趣，对生活感到绝望，此外，抑郁症患者也常伴有身体方面的不适。

抑郁症属于低弱的情绪、情感障碍。为了对患者进行治疗时能有所侧重，使治疗具有针对性，心理学界还对抑郁症进行了分类。通常，最常见的抑郁症就是内源性抑郁症和外源性抑郁症，内源性抑郁症是由生理上的原因所诱发的；而外源性抑郁症则是由不同的环境因素所导致的。通常而言，内源性抑郁症在症状上的表现会比外源性抑郁症强烈，内源性抑郁症特别表现为减慢的运动反应、极深的郁郁寡欢、缺乏正常的反应性、一般兴趣丧失、午夜失眠和缺乏自我怜悯。不过，这样的分类有其牵强的一面，因为任何抑郁症都是外因和内因相互作用的结果，要想清晰地区分出哪些是生理因素的作用，哪些是环境因素的作用是十分困难的。

抑郁症的分类除了有内源性抑郁症和外源性抑郁症之外，还有精神病性抑郁和神经症性抑郁两种。精神病抑郁症不仅有抑郁症的症状，而且也伴随精神病的症状，诸如自责、自罚、被害等妄想，并且自杀的企图十分明显。神经症性抑郁又被称为抑郁性神经症，主要是由于社会心理因素引起的，同时也与个体的个性偏离有一定的关系。神经症性障碍是以持久的心境低落为主要特征的，而且其严重程度是有起伏波动的，神经症性障碍患者常会受焦虑、身体不适和睡眠障碍等困扰。此时个体有治疗要求，但是没有明显的运动性抑制或幻觉、妄想，生活和工作受其影响并不严重。

通常而言，抑郁症有四种症状，即情绪症状、认知症状、动机症状和躯体症状。

一、情绪症状

在所有抑郁症的症状表现中，情绪症状的表现最为明显和普遍。情绪症状主要体现在两个方面：心情抑郁和失去兴趣。抑郁症患者常会感到无助，他们总是被笼罩在绝望的情绪当中，他们的心态是消极的，他们的字典里总是充斥着"痛苦、不幸、绝望、自责、后悔……"等消极的字眼。虽然抑郁是抑郁症患者的情绪基调，但他们的心情或者他们的抑郁也并不是一成不变的，通常他们的心情会随着时间的变化而有所不同，即便在同一天里，他们的情绪也会发生改变。

二、认知症状

抑郁症患者的认知症状主要体现为他们总是会对自己进行无端的指责。他们认为自己身上满是缺点，事事不如他人，而且"罪孽深重"，却丝毫看不到自己身上的优点，抑郁症患者的这种认知模式显然是与实际不相符的。抑郁症患者总是不断地给自己消极的评价，而这些消极的评价又会给自己的心理增添阴影。这样的循环往复会让他们认为自己就是一个彻底的失败者，而导致他们失败的原因就是自己的无能。他们认为自己不论在哪一方面都不够智慧、不够称职、不够优秀，他们坚信自己不会成为任何领域中的佼佼者，自己将会永远生活在失败和失望之中。而且，抑郁症患者从来都没有认识到自己的这些观点是错误的、扭曲的、不合实际的。还有一些重度患者，他们甚至会将社会上那些与自己毫无关联的不公平现象也归咎到自己身上，他们认为这是自己应该受到的责罚。

三、动机症状

抑郁症患者的动机症状主要体现在他们对任何事物都缺乏动力。在现实生活中，不同的人动机水平也不尽相同。但不论动机水平的高低，大部分的人都可以按时起床、上学或上班，都能够以积极的态度来寻找娱乐自己和他人的方法。不过，对于抑郁症患者而言，他们失

延伸阅读

抑郁症会严重影响人们的身心健康及生活质量，也会威胁社会的安定，因此，人们一定要重视抑郁症。在日常生活中，人们要加强对抑郁症的预防，掌握一些治疗抑郁症的自我疗法以及护理疗法，尤其要警惕那些隐匿性抑郁症，别让大意影响了自己的身心健康。

去了这种基本的能力。不要说积极寻找娱乐自己的方法，就连按时起床这样简单的小事他们都要做一番巨大的自我斗争。病情严重的患者甚至会纹丝不动地赖在床上，每天他们都会茶饭不思，并且以泪洗面，即便偶尔做出一些动作，也会明显比正常人迟缓很多。

四、躯体症状

躯体症状是四种症状中隐藏得最深的一种。随着抑郁症病情的发展，患者逐渐发展到丧失了一切生理与心理的快感。他们常常表现为没有食欲，即便是平日嗜吃如命的美食爱好者，也不会对美酒佳肴产生丝毫的兴趣。因此，抑郁症患者的身体常会出现日渐消瘦的现象。此外，他们的睡眠质量也大不如前，晚上入睡难，早上醒得早，即便进入睡眠状态也总是不安稳。而胃口和睡眠的问题会导致患者的身体更加虚弱，更加疲劳。此外，患者的性生活也会受到病情的影响。比如，男性勃起障碍和女性性冷淡现象在抑郁症患者中较为常见。种种躯体症状会使患者抵抗躯体疾病的能力大大减弱，而患者的健康状况也成为其感觉抑郁的一大原因。

在生活中每个人都有抑郁的情绪，但是这并不代表每个人都会成为抑郁症患者。人的一生中都会有一段抑郁的时期，但抑郁本身是一种正常的情绪，人们自身就能够消化和分解，只有人们无法排遣那些越积越深、越积时间越久的情绪，才会变成抑郁症。

2. 抑郁心理的诱发机制

迄今为止，关于抑郁症的病因和发病机制还不明确，也没有明显的体征和实验室指标异常。概括来说，它是生物、心理和社会文化因素相作用的结果。也正是因为抑郁症的病因不明，所以关于抑郁心理的诱发机制有很多种假设。下面给大家介绍几种较为常见的公认的病因假设。

一、遗传因素

抑郁症的发生与遗传因素有着较为密切的关系，与患者血缘关系愈近，患病的概率就愈高，而且一级亲属的患病率远高于二、三级亲属。一级亲属包括个体的父母、子女以及兄弟姐妹；二级亲属包括个体和他的叔、伯、姑、舅、姨、祖父母、外祖父母；三级亲属包括个体的表兄妹和堂兄妹。在一个抑郁症患者家族中，抑郁症患者的一级亲属患抑郁症的概率远高于二级亲属，而二级亲属患抑郁症的概率又略高于三级亲属，这与遗传病的一般规律相符。如果双胞胎中有一人患有抑郁症，那么另一人患有抑郁症的概率甚至比一级亲属还要高。

由此可见，遗传是影响抑郁症形成的一项重要因素，不过这项因素却不是抑郁症的唯一致病因素。因为，并不是所有有抑郁症家族史的人都会出现心理抑郁，也并不是所有有抑郁心理的人都有抑郁症家族史。

二、环境因素

成长环境和家庭教育等因素会影响人们看待事物的角度和方式，而这种看待自己、他人以及世界的角度和方式一旦形成，便很难再改变。就像是一直被父母严苛教育的孩子，他很容易就把自己定位成一个失败者，因为父母总是对他不满意，总是在不断地苛责他，这样一来即便他日后取得了很好的成绩，也不会对此感到满意。

唐尼自幼就生活在父母的批评和苛责声中，而且唐尼也认为自己是一个"笨"孩子。衣服穿戴不整齐，父母会说："你怎么这么笨，连衣服都穿不好。"练习钢琴时出错，父母会说："真是笨死了。"他的数学成绩不理想，父母会说："从来没见过像你这么笨的孩子。"渐渐地，唐尼觉得自己事事不如人，处处不如人，可是唐尼从来没有注意到，尽管自己的衣服穿戴不整齐，但是他对衣服的搭配有着自己独到的品位；尽管自己钢琴弹得不好，但是他在绘画方面却有着惊人的天赋；尽管他的数学成绩不理想，但是他的作文却一直被当成范文在班上传阅。受父母的影响，唐尼将自己定位成一个"笨"孩子，受这种消极思想的暗示，唐尼的心理压力越来越大，最终形成了抑郁心理。

人们一旦形成某种观念，就会自动忽略与这一观念相左的观点和证据，这一行为会让他们更加坚信自己的判断，尽管这个判断或许是与事实相悖的。如果一个人将自己定位成失败者，那么他很容易就能发现自己失败的地方，即便他取得了成功，他也会将其归为巧合或偶然，这种无意识的自动行为会一直给自己施加消极的影响，给自己带来巨大的心理压力，长此以往，就会形成抑郁心理。

三、内在驱力

内在驱力是影响和支配一个人行为或发展的一种内在驱动力，它会影响一个人整体的生活状态和生活追求。在日常生活中，理智告诉人们不该为某些事情或某些人而产生抑郁心理，然而人们的理智无法说服他们的心，这时起作用的就是人们的内在驱力。内在驱力隐藏在人们的内心深处，很难被人发觉。

因为内在驱力的存在，人们总是会去追求一些不合理的或者自身缺失的东西，为了得到它们，人们会让自己拥有一些自己原本不具备的品质，一旦无法满足这种内在的需求，就会因此陷入恐惧和抑郁之中。

玛丽十分在意自己的着装和表现，她总是担心自己给别人留下不好的印象。尽管她也知道不应该在这方面倾注过多的精力和时间，但她却无法控制对这些问题的关注。一旦自己的某些劣势暴露于人前，她就感觉异常焦虑，害怕自己因此被他人否定。玛丽之所以会有这些表现，正是受她的内在驱力影响。通过分析玛丽对他人看法和自己不完美的关注，我们就会发现她对完美的执着追求就是玛丽的内在驱力。正是这种内在驱动力驱动玛丽竭力塑造自己的完美形象，以期得到他人的肯定。一旦她的内在需求无法满足，她就会深陷恐惧与抑郁之中。

因此，如果人们感觉自己脱离了理智控制，可以从发掘自己的内心入手，找到这种思想或行为的内在驱力，从而找到解决的办法。

四、个人经历

一个人的成长经历，尤其是童年时期的经历对个体是否会患抑郁症有显著的影响。父母在孩子幼年时期离异、经常争吵或者拿孩子出气，会使孩子缺乏安全感并因此产生焦虑，为了缓解这种焦虑，孩子会力求把所有事情做到最好，希望通过这种行为赢得他人的认可，消除心中的不安全感。其实，在这种情况下，孩子的心理已经发生了扭曲，而这种扭曲心理还会影响孩子的生活观念、生活态度、生活追求等。一旦他们的付出没有得到他人的认可，就会产生极大的心理落差，严重的就有可能形成抑郁症。而一个被过于溺爱的孩子则会产生较强的依赖心理，适应环境以及与他人相处的能力都比较差，当他们走进社会时，极有可能会因为巨大的心理落差而出现心理问题，进而引发抑郁心理。

五、特殊刺激事件

有时，一些特殊的刺激事件，比如亲人离世、自然灾害、恐惧袭击等，也能引发人们的抑郁情绪。

1906年4月18日，美国旧金山发生了8.3级大地震，40秒钟内这座世界名城化为一片废墟。有3000多人在这次地震中丧生，25万人无家可归。现场十分凄惨。

雅各布是参加现场救援的紧急医疗服务队的警员之一。到达现场后，他积极救护伤者，由于表现突出而被嘉奖。在此之前，雅各布已经参加过数次重大灾难事故的营救工作，然而，没有哪一次灾难比他在旧金山看到的景象还可怕。这次救援给雅各布留下了心理阴影。随着时间的推移，他的心理问题不但没有好转，反而越来越严重。以至于到后来，只要他一看到灾区的惨状，脑海中就会浮现出旧金山大地震的恐惧场景；只要他一闭上眼睛，就能看到地震中的亡魂在他眼前晃动、哭泣。

从此之后，雅各布陷入了颓废之中，他嗜酒成瘾，有时会感觉自己被地震中的鬼魂附体，甚至还出现了自杀倾向。有一次，他爬到窗台上准备纵身跃下，幸好被朋友及时制止。就这样，雅各布患上了严重的心理抑郁。

尽管雅各布有丰富的救援经验，但是在之前的救援中，他能够通过逻辑判断或者想象灾难的惨状，比如在水灾时他会预料将见到溺亡者的尸体，而旧金山大地震的恐惧情景是他难以预料和想象的，因此他的精神受到了极大的震撼和创伤，导致了他的心理抑郁。

六、心理—社会因素

生活中，因各种重大事件突然发生或长期持续存在，而引起人们强烈或持久的不愉快的情感体验，就会导致抑郁的产生。这些重大事件包括失恋、亲人离世、突发自然灾害以及恐惧事件等。这些事件大都会给人们的心灵造成创伤，进而引发抑郁症。而有些时候，一些微不足道的小事如考试失利、被人批评、人际关系失和等也会引发抑郁症。

因心理—社会因素而引发的抑郁症表面上看起来是因为个体的心理素质较

差或抗压能力较低所致。但是，如果从人们的生活观念以及内在驱力的角度考虑，那些我们认为是微不足道的小事在抑郁症患者的眼中是事关重大的事情。所以，从本质上来看，真正引发他们抑郁的并不是表面的刺激事件，而是刺激事件背后隐藏的意义，刺激事件只是起到了一个引发的作用。

不过，也并不是所有的抑郁症患者都将刺激事件看得十分重要，在这种情况下，刺激事件并不是导致患者抑郁的直接结果，或许患者在此之前就已经产生了抑郁情绪，又或者他们因为一些琐事而心情郁闷，随着抑郁越积越多，最终引发了抑郁症。

此外，社会文化也是人们抑郁心理的诱发机制之一。社会的主流标准或价值观构成了一个社会独有的社会文化，一旦个体的某些行为或观念与之发生冲突，那么就会受到来自各方的批评和议论，而这就会成为个体焦虑或抑郁的源头。现在的社会对男性的要求越来越高，人们总是要求他们要经济独立、事业成功，只有这样的男性才算是成功的。而那些无法做到经济独立，或者还在贫困线上苦苦挣扎的男性便会因为没有满足这些期待而产生被他人非议或轻视的焦虑情绪，进而引发抑郁。

总之，以上这几个因素都能够触发人们抑郁心理的诱发机制，引起人们的抑郁心理。在生活中，个体只有寻找出触发自己抑郁情绪的诱发机制，才能够对症下药，消除抑郁情绪。

延伸阅读

尽管抑郁症主要在青壮年时期发病，但是这并不代表中老年人就不会患抑郁症，更年期抑郁是很常见的中老年抑郁类型。

更年期抑郁最初表现为失眠、乏力、头昏、头疼等各种躯体不适感，随着病情的发展，患者会感到情绪低落、焦虑不安、悲观消极。遇到这种情况千万不可忽视，要积极寻求心理或药物治疗。

3. 抑郁心理在生活中的折射

抑郁症是一种常见的精神疾病，同时也是精神科中自杀率最高的疾病之一。抑郁症给患者及家属带来的痛苦、给社会带来的损失是无法估计的。之所以会出现这样的局面，是因为大家对抑郁症缺乏正确的认识，偏见使得很多的抑郁症患者不愿意去医院就诊。抑郁症可以表现为单次或反复多次的抑郁发作，以下是抑郁症在生活中的具体表现。

一、在心境方面的表现

抑郁症患者的心境低落是显著而持久的。轻度抑郁症患者的表现为闷闷不乐、无愉快感、兴趣减退；而抑郁症重度患者的表现则是郁郁寡欢、悲观绝望、度日如年、不能自拔，同时伴有焦虑、易激动以及紧张不安。

而且，典型的郁症患者的低落心情有晨重夜轻的节律变化。通常，一天清晨的时间是抑郁症患者情绪最为低落的时候，他们通常会感觉自己连从床上爬起来的力气都没有，不过随着时间一点点地推移，抑郁症患者的情绪会有所好转，通常在下午和傍晚的时候能够与人进行简短的交谈和进餐。

二、在兴趣和自我评价方面的表现

抑郁症患者通常会因为持续性的心境低落而丧失兴趣。他们不光是对生活和工作失去了热忱和兴趣，而是对所有的事物都感到兴趣索然。诸如，大多数人都能感到乐趣的活动，对于抑郁症患者来说是一种负担，他们总是会采取回避措施。

而且，在心情低落的基础上，抑郁症患者会出现自我评价降低的现象。他们过分地贬低自己的能力，总是以消极和否定的态度来看待自己，他们会觉得自己过去很失败，现在很无能，未来很无望，并且常常伴有自责自罪，严重时会出现罪恶妄想和疑病妄想，有些患者甚至会出现幻觉。

三、在思维方面的表现

联想速度缓慢、反应迟钝也是抑郁症较为突出的日常表现之一。抑郁症患者通常会觉得自己思路闭塞，感觉自己的大脑就如同生了锈的机器一样，很难运转。他们很少会主动说话，说话的语速明显减慢，声音低沉且对答困难。他们的注意力很难集中、记忆力明显减退、行动迟缓。有些人则表现为不安、焦虑、紧张和激越。

四、在意志活动方面的表现

患者的意志活动呈现出持久的抑制。他们行为缓慢，生活被动、疏懒，不想做事，不愿与周围的人接触和交往。他们经常会独自坐在一旁，或者整日躺在床上。他们会觉得自己"精神崩溃"，就如同"泄气的皮球"。他们整日待在家里，过着闭门独居的生活，而且会疏远自己的亲戚和朋友，回避社交。症状严重者甚至连洗漱、穿衣这样的生活小事都感到吃力。而且，他们连吃饭喝水等生理需要和个人卫生都不顾，整日不修边幅，蓬头垢面，再严重一点就会发展成为"抑郁性木僵"——不语、不动、不食，可是在经过仔细的精神检查之后，我们会发现他们仍然会有痛苦抑郁的情绪。

有些抑郁症患者会出现与"抑郁性木僵"相反的现象，他们坐立不安，手指抓握，捶胸顿足或者踱来踱去，这是因为他们在抑郁的同时还伴有焦虑，严重的患者常常会出现消极自杀的观念或行为。消极悲观的思想让他们的内心十分痛苦、悲观和绝望，他们缺乏信心并且感觉活着是一种负担，生活也并不值得留恋，此时的抑郁症患者认为结束自己的生命是一种解脱，随着这种念头变得越来越强烈，抑郁症患者的自杀企图就会发展成为自杀行为。而且，他们的自杀计划周密、行动隐蔽、成功率高。

五、在认知功能方面的表现

抑郁症对人们的认知功能也有一定的损害，主要表现为记忆力下降、注意力障碍、反应时间延长、警觉性增高、抽象思维能力差、学习困难、语言流畅性差、空间知觉、眼手协调及思维灵活性等能力减退。抑郁症患者的认知功能出现问题会导致他们的社会功能障碍。

六、在躯体方面的表现

抑郁症患者在躯体上的具体体现主要有睡眠障碍、乏力、食欲减退、体重下降、便秘、身体任何部位的疼痛、性欲减退、阳痿、闭经等现象。但是，并不是每位抑郁症患者都有食欲减退、体重下降的表现，不过多数患者都会出现食欲不振，美味的食物对他们不再具有诱惑力，他们整日茶饭不思或食之无味，常常会伴有体重下降的情况。也有少数患者会出现食欲增强、体重增加的现象。

抑郁症患者的躯体不适可以从身体各个脏器体现出来，诸如恶心呕吐、胸闷、出汗、心慌等。而抑郁症的睡眠障碍主要表现为早醒，一般比正常人早醒2~3个小时，而且醒后无法继续入睡。也有人会表现为入睡困难、睡眠不深等现象。

以上六点就是抑郁症在生活不同方面的表现。大家可以通过抑郁症在生活中的折射来对其有一个全面充分的认识与了解。不要认为患抑郁症是一件让你感到丢脸的事情，生活中每个人都会有抑郁，在面对谁都难免的抑郁时，一定要正确面对。

延伸阅读

美国心理学家艾伯特·班杜拉认为，超过半数的抑郁症患者根本没有接受治疗的重要原因是恐惧心理。抑郁症患者的恐惧是其中很重要的一点。他们担心自己患病的事让他人知道，担心受到他人的歧视，从而使自己的生活、工作、学习等受到困扰。从这个角度出发，抑郁症患者的治疗就只是医生和患者的事，还需要抑郁症患者周围的家人、同事乃至整个社会的帮助与扶持。

4．通过冥想获得宁静并接受自我

所谓冥想，就是深沉地思索和想象，是停止知性和理性的大脑皮质作用，而使自律神经呈现活络状态。冥想也是自我暗示的一种方法。

冥想并不仅仅是放松，放松只是简单地让身体和心情松弛下来，而冥想却是有意识地把注意力集中在某一点或者某一想法上面，之后通过长时间的反复练习，使大脑进入更高的意识状态。

当人们进入冥想状态的时候，大脑的活动会呈现出有规律的 α 脑波，此时，支配知性与理性思考的脑部新皮质的作用会受到抑制，而支配动物性本能和自我意志且无法加以控制的自律神经以及负责调整激素的脑干与脑丘下部作用，都会变得更加活性化。冥想可以让我们的左脑恢复平静，让意识去听右脑的声音，这时我们的脑波会自然而然地转成 α 波，此时，我们的想象力、创造力与灵感便会源源不断地涌出，对于事物的判断力、理解力都会大幅提升，并且身心会有一种安定、愉快、心旷神怡的感觉。

其实，冥想一点也不新鲜，我们早就在日常生活中运用它了，我们甚至每分每秒都在这样做。冥想是想象的自然力量，也是我们无时无刻不在运用的宇宙基本的创造能量，但是我们是否能够认识到这一点，是另外一回事。

我们总是在不自觉地运用冥想的力量，可是由于我们对生活根深蒂固的负面观念，我们一直都在不自觉地、无意识地预设和想象种种匮乏、困难和问题，认为命定如此。但从某种程度而言，正是我们自己创造了现在的生活以及精神世界。

既然如此，那么我们也可以通过冥想来改变自己现在的生活，同样也能够通过冥想来治愈抑郁症。尽管抑郁症的治疗方法是以药物治疗为主，但抑郁症的自我治疗是抑郁症患者能否完全康复的关键。

冥想放松的方法要求我们将注意力转移至悠闲、轻松的想象空间和感官经验，使呼吸和心跳减缓、肌肉放松、手脚温度上升，让身体最快达到轻松愉快的状态。在整个放松的过程中，要始终保持深沉缓慢且均匀的呼吸，要能体验随着想象有股暖流在身体内运动。想象内容千变万化，可以是真实的具体的，也可以是虚拟的天马行空的。不过，只有与温暖、舒适有关的想象才能够帮助人们有效地放松。那么，我们应该怎样通过冥想来治疗抑郁症呢？

首先，我们要选择一个安静的地方，要保证那里没有他人的干扰，也没有外界嘈杂的声音。

其次，就要开始进行冥想了。在安静的环境里，人们可以或站或坐或卧。然后播放一段自己喜欢的轻音乐，不论是轻缓的钢琴曲还是宁静的长笛曲，只要是你喜欢的，什么都可以。接下来，你欣赏着美妙的音乐，带着愉快的心情去想象一个轻松愉悦的场景。你可以一边聆听自己的呼吸声，一边想象海潮涌动，提高我们放松的程度。感受海的气息，想象海浪正随着你呼吸的韵律，轻柔地拍打着海岸。海浪随着你的每一次呼气，都将你紧张的情绪冲刷干净……此时，你遥望着远方的白云，感到十分轻松，是的，十分轻松。你离白云越来越近……越来越近……渐渐地……渐渐地……你感觉自己仿佛像一朵白云一样，慢慢飘起来……飘起来……此时，你感觉自己已经飘离地面，飘浮在空中了。你就像是白云一样可以自在地飘荡，你很轻易就能够抓住身边的云朵，你抱着洁白的云朵，就像是抱着柔软的枕头和棉被，就像是在做一个美好的梦，你觉得自己的手很轻松，于是你的手飘起来了，你觉得你的脚也很轻松，于是你的脚也飘起来了……

上述的是冥想内容的一种，冥想的内容也可以是其他形式的，比如有些人喜欢花草树木或清凉的水岸，有些则喜欢观看热气球慢慢升至蔚蓝的天空，还有些人喜欢回忆自己过去经历过的某些愉快的事情。不论你冥想的内容是什么，都一定要记得，我们冥想的内容越具体和生动，效果就越好。比如，你在回忆自己曾经的生日场景，那么你可以回想一下，当时你的父母和亲朋好友是怎样为你庆祝的，大家一起为你唱生日歌，场面热闹非凡，甚至连餐桌上的美味佳肴都要尽可能地有详尽的回忆。而且回忆要像放电影一样，一幕接一幕，画面生动且流畅。当然，有很多回忆的东西都是个人化的，所以，你要尽量让自己在对这些意象的回味中放松下来。当你努力在这些意象的回味中放松自己的时候，你的大脑就会构建出一片宁静的天地，之后，每当你进行冥想放松的时候，都仿佛能够回到这片你构想的天地中来。

在掌握了冥想的基本方法后，你就可以尝试不同的放松方法了，因为每个人的个性和特点都不尽相同，适合自己的方法也不一样，所以，一定要耐心地多尝试几种方法，然后从中找到适合你的那种方法。像这样反复进行冥想，慢慢地你的心情就能平静下来，你的情绪也不再像之前那样悲观、抑郁。长久坚持下去，你就能够摆脱抑郁心理。

当我们在感到抑郁、痛苦和愤怒的时候坐下来冥想时，却不能放下周边琐事的影响，此时你最好选择停止冥想，并且试着让自己出去走走。因为，冥想时精神是要高度集中的。如果我们一直在意消极思想，那么我们就会让它们变得更加强大。因此，为了摆脱失落感，冥想时最重要的是摆脱消极思想，这样在消除抑郁的同时也能够宁静大脑和思想。

冥想是创造一个念想、一个意象的能力，以及对事物的一种情感感悟能力。在冥想中，运用想象去创造你想要呈现出来的某个念想、意象和对事物的情感。运用冥想，我们无须信奉玄学或灵性上的观念，除了自身的力量，无须去相信其他超自然的力量。冥想就像魔术一样，它是最为真实且深奥的魔术。它涉及对支配宇宙的自然法则的理解，以及如何与这些法则和谐相处，如何以一种最为自觉、最富创造性的方式学习和运用这些法则。

在我们进行冥想的过程中，我们会发现，由于抑郁、恐惧和无意识的信念，我们在生活中游移不定、举步维艰，这极大地妨碍了我们去实现满足而充实的人生。只要这些局限被我们看清，那么它们就会在冥想的过程中自行消失，从而在思想上为我们留出足够的空间去寻找快乐的生活。

当我们越来越习惯于运用冥想，并开始信任它所能带给我们的结果的时候，我们就会发现它已经变成了我们思维过程的一个有机组成部分，形成了一个持续的知觉和意识状态，此时我们会发现，原来自己才是生活的创造者。

延伸阅读

催眠术对抑郁症的治疗效果十分显著。这主要是由患者的心理特点决定的。因为，通常而言，抑郁症患者的智商都能达到正常水平，有些甚至还偏高，这样的客观因素就决定了他们对催眠师发出的暗示指令的领悟能力比较强；又由于抑郁症患者常常会有感受细腻、内心体验深刻的特点，所以，他们的暗示性也相对较高。

5. 找出抑郁症复发的原因

抑郁症极易复发，而且复发后治疗会变得比之前更加困难。发作过一次的患者，复发率为50％；发作过两次的患者，复发率为75％；发作过三次及以上者，复发率高达90％。那么导致抑郁症复发的原因是什么？

一、抑郁症的复发与人的情志密切相关

抑郁症治愈后不能因为疾病已经痊愈就变得无所顾忌，在很多情况下已经康复的抑郁症患者还要尽量避免情志的刺激，保持生活、环境的稳定，要尽量避免与他人发生冲突，万一发生冲突，也要以正确的态度来对待。

抑郁症患者的家人一定要对患者的学习、工作、生活环境有整体且合理的安排，要对患者的病情有全面的了解，不要对其施加过重的压力和精神刺激。当患者已经逐渐康复后，千万不要刺激他的情志，一切都慢慢来，凡事不可操之过急，否则患者的病情极有可能会复发。

二、抑郁症的复发与治疗方法密切相关

有些人的治疗方法仅仅局限于心理治疗或者药物治疗。使用药物治疗的时候，用药仅仅能够祛除患者抑郁症的症状，但如果患者本身的自愈潜能没有被激活的话，抑郁症通常就会在停药后复发，这也是大多数抑郁症患者久治不愈的原因。心理治疗也是如此，如果患者自身的自愈潜能一直都没有被激活，那么在被治愈后还会有复发的危险。所以，选择正确的治疗方法和药物，才是治愈抑郁症的关键。

三、抑郁症的复发与季节的变换有关

与抑郁症复发关系密切的另一个因素就是季节的变化。冬季常常是抑郁症复发的高峰，所以抑郁症患者一定要在冬季保持良好的心情，凡事不催促、不着急。必要的时候还可以服用一些抗抑郁的药物。

四、抑郁症的复发与患者的自身性格也有密切关系

抑郁症患者通常都具有抑郁人格，具有此类人格的人不论是对自己、对他人还是对社会的看法都十分悲观。他们很少会注意到好的事情，但是对坏的事情却会特别关注，所以，具有抑郁性人格的抑郁症患者病情复发的可能性极高。而且，内向型患者病情复发的可能性远高于外向型患者，这是因为内向患者本身有一种易感体质，他们的抵御力较差，复发的可能性较大。

抑郁症的复发对所有抑郁症患者而言都是一件痛苦的事，因为这不仅意味着自己将要重新开始满布阴霾的生活，继续忍受抑郁症的折磨，而且药物治疗带来的不良反应也会使抑郁症患者不堪忍受。那么，在生活中哪些抑郁症患者容易出现病情复发的情况呢？

一、意志不坚定，容易打退堂鼓的患者

治疗抑郁症的时候，不论我们采用什么样的治疗方式，都会引起患者的不良反应。药物治疗会使患者出现体重增加、失眠、性功能障碍等不良反应；而心理治疗则会揭开患者心中的伤疤，让他们原本就十分脆弱的神经变得更加纤细敏感，让人倍感痛苦。有些患者会因为无法忍受这些不良反应带来的痛苦，而自作主张减少治疗的次数，更有甚者干脆选择放弃。如果患者因此动摇了治疗的信念，就极易使原本已经得到控制的病情再次发作，让自己重新陷入痛苦的泥淖。

二、认为"我不值得被救治"的患者

一些抑郁症的重度患者因为长期忍受心境低落而产生自责自罪的心理，他们从思想上认为自己是不值得被救治和帮助的。他们会因自己接受治疗而感到内疚，从而心生放弃治疗的想法。此时就给了抑郁症复发的机会。所以，在对

患者进行药物治疗的时候，一定要注意减少患者服药的次数和药物的种类，从而避免强化患者的自我角色。

三、心存侥幸的患者

抑郁症患者尤其是那些处在缓解期的患者，在治疗的过程中总是会心存侥幸。当治疗到达缓解期的时候，抑郁症患者的抑郁症状在逐渐减轻，他们不再感到悲观绝望，心情也变得比以前要好很多，此时他们就会认为自己已经完全康复了，于是就会擅自停药，这样一来，就给抑郁症的复发埋下了伏笔。

要想防止抑郁症的复发就要及时做好护理工作。尤其是抑郁症患者的家人，要积极地改善家庭环境以及家庭成员间的关系，为患者营造一个良好的生活氛围，不要给患者施加过多的压力，让患者在安静的氛围中慢慢地自我治愈。对于患者而言，不要给自己过多的精神压力和精神负担，将生活节奏放得慢一点，缓一点，在这缓慢的生活中治愈心灵的感冒，并且永不复发。

延伸阅读

坚持锻炼也是抑郁症患者自我愈疗的一个方法。抑郁症患者不妨试着让自己走出去，多进行一些锻炼，尤其是晨练。清晨的空气是一天中最清新的，它可以充分激发人体潜能，活化身体细胞。只有人们的身体放松了，内心才会慢慢地放松下来，这样能够有效缓解抑郁症患者的抑郁情绪。

第四章
认知行为疗法帮你战胜恐惧心理

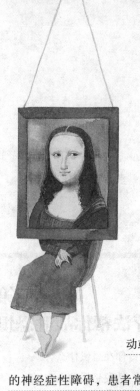

恐惧症指人们对某特殊物体、活

动或情境产生持续的和不合理的恐惧

的神经症性障碍，患者常常不得不回避其害怕的对象或情

境。多数恐惧症患者的潜意识里是自卑的，尤其是社交恐惧

症患者。恐惧症患者的性格特点常偏于高度内向，表现为胆

小、怕事、害羞及信赖性强。不仅是成人，孩子也会患有恐

惧症，有研究表明，2~6岁的儿童平均有三种恐惧类型，而

6~12岁的儿童中有40%具有多达七种恐惧。

1. 你在恐惧什么

生活中有很多人经常或暂时受到恐惧、恐慌和抑郁的困扰，对照下面这则事例的描述，看看自己是不是也有这样的情况。

瑟琳娜最近几年一直都饱受恐惧、胃痛、肩周痛、头痛、抑郁和过敏反应的折磨。她对我诉苦道：

"我总感觉心里火烧火燎、战战兢兢的，就像绷在一张被拉紧的弓上。我努力让自己安静和镇定下来，但是却怎么也做不到。我非常敏感，而且容易激动，一些小事就能让我不知所措。对于我身体上的各种疼痛，矫形外科医生认为是一种由腰椎间盘突出和轻微的脊椎弯曲引起的姿势不正，没什么特别的病。妇科医生同样无法找出什么特殊原因。这让我感到疲惫不堪。由于疼痛的加剧，我决定尝试浴疗法。可是，按摩使我非常紧张，而且感觉极度疼痛。我因此也开始恐惧温泉治疗法。而且，在疼痛出现的第四周，我开始害怕回家。而医生那边依然没诊断出任何器官的疾病，于是，他们建议我做些体操和自体放松运动，并给我开了一些镇静剂。

我也曾找过未经国家考试但有营业执照的医生，他给我作过虹膜诊断。可是也依然查不出任何疾病。于是，我又转诊去看神经科，神经病学的检查也没有确定任何病变。针对我的症状，医生开了一些有镇定作用的和消除恐惧的药。在服用了几天之后，我发现这些药的确有效，这让我感到高兴极了。可是一停药，所有的毛病就又犯了。现在这些药对我也已经失效了，即便我服了安眠药和镇静药也无法入睡，这种情形我感到十分沮丧。我病了，我清楚地知道自己不正常，但却不明白病因在哪儿。"

各类恐惧都具有不可捉摸性，尤其当它们是慢性的、复发的甚至会加剧时，会让所有与此相关的人感到困惑和不安，甚至会让人感到十分恼火。恐惧症的不可捉摸性对患者来说是一个灾难，因为正是由于这些症状不可思议的表现使他们觉得自己疯了、愚蠢和病了。他们丧失了对自身的信任，同时也会丧失自信心、希望、生活乐趣，病情严重时甚至会丧失活下去的愿望。很多人对自己的病情所表现出来的症状感到羞愧难当，于是他们过起离群索居的生活，心灰意冷地在酒精、毒品和药品中寻找安慰，有些人甚至因此走上自杀的不归路。恐惧症极少会自行消失，而且如果缺乏来自外界的帮助，它们就会日渐恶化并慢性化。令人吃惊的是，世界上只有3％左右的恐惧症患者能得到适当的治疗，而97％的恐惧症患者都无法得到及时且正确的治疗。

那么，我们究竟在恐惧什么呢？

所谓恐惧心理就是在可怕情景的影响下产生的一种十分紧张的情绪反应。特别是当这种情景使人具有重大意义的需要遭到剥夺时，如威胁到人的生命安全、名誉、前途和经济的利益时，恐惧的情绪就会支配人的整个身心。

所谓"可怕情景"，并没有绝对标准，其主要特点是人缺乏处理或摆脱这种情景的能力。比如突然发生的地震、房屋失火等，都能使人处于恐惧情绪之中。人的情绪既是对刺激物的一种反应，同时也是产生一系列反应的原因。如果消极的情绪过于持久，体验过于深刻，那么情绪的信号功能和调节功能就会遭到破坏，从而引起心理活动和行为方式的混乱，所以恐惧情绪是对人的身心健康危害最大的一种情绪。外部环境和躯体本身的致病因素，常常首先会让人产生恐惧的情绪反应，然后才会产生其他心理、生理功能的异常变化。

其实，恐惧就是对危险的自然厌恶，它是人类生活中不可避免的和无法放弃的组成部分。而且，恐惧是很多心理和生理疾病的先兆。与它类似的灰心和抑郁不仅渗透到医疗诊断活动中，而且还涉及社会、职业和政治生活的方方面面，以致人们在不知不觉中就会以这样那样的方式碰到。从长远来看，有意识地与自身的恐惧和抑郁作斗争才是彻底战胜疾病、战胜生活困难的唯一选择，特别是当我们的痛苦长时间持续且日益加重时。

当奇怪的恐惧行为在你的生活中出现时，你首先要做的不是惊讶，而是分析自己为什么惧怕？心理动力学派认为恐惧是被压抑的潜意识焦虑的象征作用和取代作用的结果。这堆复杂的术语要表达的意思就是：你害怕的其实是你自己的焦虑心情，而不是外界的事物。条件反射学说认为，当患者遭遇到与其发病有关的某一事件，这一事件即成为恐惧性刺激，而当时情景中另一些并非恐怖的刺激（无关刺激）也同时作用于患者的大脑皮层，两者作为一种混合刺激物形成条件反射，故而今后凡遇到这种情景，即便是只有无关刺激，也能引起强烈的恐惧情绪。

你知道自己在害怕什么吗？你害怕黑暗，其实你是害怕黑暗中存在着威胁你生命的因素，你害怕突然袭击。你害怕尖锐物品，其实可能是你曾经被它们伤害过，你害怕旧事重演。比如人们对蛇的恐惧。这种恐惧其实是很自然的，对这种危险的动物，几乎每个人都会害怕。其实我们惧怕蛇的真正原因无非是害怕蛇会攻击自己，威胁自己的生命。我们真正的恐惧源是毒蛇的攻击性，可是，如果你能静下心来分析自己真正的恐惧源，你就会发现蛇的图片、蛇玩具和蛇形艺术品不会成为你的恐惧源，也就是说我们并不是真的惧怕

延伸阅读

在进行脱敏疗法治疗的时候，最初你可以在有人陪伴的情况下，试着去接受你恐惧的东西的图片。当你逐渐能够接受它们之后，就可以试着去看一下那个东西，等到最后的时候你甚至可以试着去触摸。这一次次的训练中你依然能感到一些恐惧，但是当最后你发现你所担心的事情并没有真正发生的时候，你就会渐渐习惯它。同样，这种方法也适用于广场恐惧症等关于公共场所的恐惧症的治疗。

蛇。从另一个角度分析，或许是你对生活中某些不确定因素感到担心，比如复杂的人际关系、阴谋等，于是，你就把这种恐惧转嫁到了蛇身上。

治疗恐惧障碍的方法有很多，在家庭治疗措施中较为常用的有脱敏疗法。如果你对某件物品或者某个场景感到恐惧，逃避你将永远都没有办法克服它，可是如果你试着让自己去解除那些让你感到害怕的东西，勇敢地去面对它们，你将会发现，你担心的事情并不会真正发生，这样一来就会渐渐消除你对它们的恐惧心理。

2．诱发恐惧的心理机制

有人认为恐惧症是因为患者的大脑神经系统功能出现了问题，有人认为是患者的血浆出了问题，也有人说是因为患者的大脑里多了某种物质，甚至还有人说是患者的认知出了问题，可是真的是这些原因才导致恐惧症产生的吗？

在实践中，我们发现，不论恐惧症患者的恐惧表现形式是什么样的，不论是广场恐惧症、强迫症恐惧症、幽闭恐惧症、密集恐惧症还是社交恐惧症，它们都属于恐惧症的一种，只不过外在表现形式不同而已，其深层次的问题基本相同。

恐惧症患者都有一些相同的特质，他们大多敏感多疑、易被暗示、非常在意自己的身体、害怕受到伤害、害怕失去、害怕失败、内心很要强、理性、喜欢胡思乱想、掩饰性很强、完美主义等特质，这些特质是造成恐惧症的真正原因所在，那么这些特质又是怎么来的呢，其实最主要的原因是因为缺乏安全感和不自信。

恐惧通常都是与需要密切相连的，如果人们没有了需要，那么就不会再有恐惧。如果个体所需要的满足被认为受到阻碍时，愤怒就自然而然地产生了，而愤怒又会引起人们的恐惧，因为它会影响个体基本需要的实现，比如被爱的愿望，而且它还酝酿着愿望受到回击和惩罚的危险。人们的需要受到阻碍或威胁的程度越大，愤怒也就越强烈。当人们感觉到自己的愤怒越来越难以控制的时候，由此产生的恐惧也就越深。

佛罗伦斯是一名大三的学生，长期以来她都饱受心理障碍的折磨，这给她的生活带来了很大的困扰。后来，她主动找到我，并跟我约了会见时间，临走的时候佛罗伦斯特意嘱咐我："我没有勇气前来敲门，所以，届时请您将咨询室的门开一道小缝，我就能进来。"

到了约见的那天，我按照约定时间把门敞开了。她来了，神色慌张而羞怯，大步跨入咨询室后赶紧把门关上。我一面热情地给她让座，一面告诉她咨询的保密原则，并表明乐意为她排忧解难。

佛罗伦斯在与我交谈时，坦言自己是个怪人，有害羞的怪毛病。两年多来，她从不多与人讲话，与人讲话时也不敢直视对方，眼神躲闪，像做了亏心事一样，而且一说话脸就变得通红，经常会低着头死死盯着脚尖。心怦怦跳，浑身起鸡皮疙瘩，好像全身都在发抖。她不愿、更确切地说是不敢与班上同学接触，因为她觉得别人讨厌自己，她在别人眼中就是个"怪人"。而且她最怕接触男生，不论在什么地方，只要一有男生出现，她就会变得不知所措。佛罗伦斯还表示自己也害怕老师，上课的时候，自己从来不敢抬头看黑板，只有老师背对学生板书时才会不紧张，她常常因为紧张而忽略了老师讲的内容。更糟糕的是，现在她在家人和朋友面前说话也"不自然"了。由于这些毛病，她很少去社交场所，尽量避免与人接触。她自己也曾力图克服这个怪毛病，也看过一些心理学科普图书，按照社交技巧去指导自己，用理智说服自己，用意志控制自己，但收效甚微。到最后她哭诉说，这个怪毛病严重影响了她各方面的发展：她不仅学习成绩下降，而且与男友交往失败，同学们说她清高。现在，眼看就要毕业了，这样下去该怎么适应社会呢？

通过佛罗伦斯的叙述，我初步判定这是一种常见的恐惧障碍，只要通过心理分析和心理治疗就可以逐渐消除。但是，要想治愈她的心理障碍，就要先找到她的致病原因。

首先，我让她回顾一下她经历过的不愉快事件，分析一下自己性格形成的过程，以找到造成她心理障碍的真正原因，在一番开导之后，佛罗伦斯回忆道："我从小性格内向、胆小孤僻。父母对我要求极为苛刻，而且父亲动起怒来非常可怕。记得有一次我的考试成绩不理想，父亲让我重做试题，我不乐意，父亲就怒气冲天地将钢笔甩到我脸上，笔尖刺伤了我的脸，鲜血直流。至今回想起那件事我还很害怕。我的父母很古板，也给我定下了很多禁忌，他们不准我和男孩子交往，父亲认为女孩子在外面同男孩打闹是有失体面的。所以我很少在外玩耍，也从不和男生交往。

"初中时，我的成绩一向很好，可是有一次我犯了一个简单的错误，老师就当着全班同学的面批评我、挖苦我，我难过得直流眼泪。还有大一时，寝室的一位室友家境不好，于是我经常主动帮助她，可这样似乎伤了她的自尊，她非但不把我当朋友，反而时常挑剔我、指责我，有时故意当着我的面和其他同学说笑，以此来冷落我、孤立我。这让我感觉委屈极了，我认为自己是不受欢迎的人。后来，我们发生了冲突。我开始恨她，不和她讲话，而且我觉得她也讨厌我。就这样，不知不觉地我就开始惧怕与人接触，变得愈来愈害羞。"

佛罗伦斯的性格特征、父母对她的教育、少女时父亲的愤怒和老师的挖苦、被同学误解等，都是佛罗伦斯产生恐惧症的原因所在。

至今，我们还不清楚恐惧症的发病原因具体是什么。不过以下几点或许能说明些什么。

一、遗传因素

遗传因素在恐惧心理产生的原因中的作用日益受到重视。研究发现恐惧症患者往往有家族史，这也直接表明了恐惧症可能受遗传影响而产生。

二、生物学因素

在生物学方面，目前研究最多的是5-羟色胺（5-HT）系统和去甲肾上腺素系统。有人推论，恐惧症患者可能存在突触后5-HT受体超敏现象。另有研究发现，社交恐惧症患者脑脊液中去甲肾上腺素水平高于惊恐障碍患者及正常对照组，但目前尚无肯定的结论。

三、心理社会因素

从心理学上讲，恐惧症或许与患者的幼年经历有关，患者因为幼年的恐惧或焦虑经历，进而在心理上产生不同程度的恐惧，并且会在今后的生活和工作中表现出来。

比如，你在经历了某次交通事故后就再也不敢开车，患上开车恐惧症；某次你在爬梯子的时候摔下来的经历让你以后再也不敢爬梯子，患上登梯恐惧症等。可能日后在焦虑的背景上恰巧出现了某一情境，或在某一情境中发生急性焦虑而对之发生恐惧，并固定下来成为恐惧对象。

四、经历影响

当个体看到周围的亲属或是同龄人生病、死亡后，他就会产生一些暗示，进而个体自身也会出现类似疾病的躯体症状。还有部分人可能在工作或生活中遇到一些挫折，导致心情郁闷，从而对自己的健康产生怀疑。人们会为此感到担忧和着急，进而会引发恐惧心理的出现。

五、性格特征

病前性格偏向于幼稚、胆小、害羞、依赖性强和内向。

六、家庭因素

如果父母限制子女接触社交环境，那么就有可能促发社交恐惧。恐惧症的发作与人格障碍有一定的关系，也有人认为神经症是人格的一种反应。根据研究分析结果，恐惧症大多发生在回避型人格障碍患者身上，患有这种人格障碍的患者主要的表现就是缺乏自信、敏感，他们的性格大都是孤僻、内向、害羞的。

以上几点概括起来就是恐惧心理出现的原因。恐惧心理其实是我们生活中常见的精神疾病，人们可以通过一些自我暗示的方法来进行规避，可是如果有人出于害怕而长期放弃自身的需要或压抑自己的欲望，那么总有一天他们会丧失生活的乐趣，对一切都听天由命。为了能与他人和睦相处，他们会把自己大部分的精力用来战胜自己的愿望和控制自己的愤怒，这会让他们感到疲惫无力和空虚。可愤怒并不会因压抑而得到平息。那怎么办呢？于是愤怒为自己找了一个看上去最平和的方法，它让愤怒者将怒火发泄到自己身上。可殊不知这种做法久而久之会产生糟糕的后果，人们会开始痛恨、贬低、蔑视、指责、惩罚自己——最终走向极端的自我毁灭。

恐惧症通常是急性起病，突然对某一物体或处境爆发一次焦虑。恐惧的对象可能是单一的或多种的，如动物、广场、闭室、登高或社交活动等。

年轻人与老年人是恐惧症的主要患者群，而且，和你想的一样，女性比男性更容易患上恐惧症。但你可能想不到的是：男性患者在痊愈方面远远逊于女性患者。每1000个人中就有77个人为生活中某个看起来丝毫也不恐惧的物品或情景担惊受怕。所以，如果你为了什么而感到恐惧是很正常的，别担心。

延伸阅读

患有恐惧障碍或者总是反复经历恐惧感的人，要尽量远离咖啡因和含有咖啡因的食物。这是因为咖啡因会使人们恐惧感的部分症状重现。

恐惧障碍患者还要拒绝饮酒。尽管酒精能够暂时缓解你的紧张情绪，但它所做的仅仅是掩饰了你恐惧的症状。一旦你开始通过饮酒来掩饰自己的恐惧，那么当下次恐惧发生时，你需要饮更多的酒才能够到达效果。其最终导致的结果就是不但你的恐惧根源没有接触反而还对酒精产生了依赖。

3．恐惧心理在生活中的折射

恐惧症通常起病急，患者通常会在面对某一物体或处境时而爆发焦虑，患者明知这种恐惧是过分的、不必要的和没有意义的，但患者自身却无法克制，并且常伴有回避行为。

我们可以将患者的恐惧对象归纳为三类，一是场所恐惧，即患者对街道、广场、公共场所、高处或密室等处境恐惧，严重者甚至因此不敢出门，回避这些场所。二是社交恐惧，即患者会对需要与人交往的处境感到恐惧而力求避免，比如，有些患者无法与人单独相处等。三是单纯恐惧，如果患者对针、剪、刀、笔尖等物体发生恐惧时，则被称为锐器恐惧；如果患者是对猫、狗、鼠、蛇等动物发生恐惧，则会被称为动物恐惧。

下面就针对不同的恐惧对象，跟大家讲一下恐惧症不同的具体表现。

一、场所恐惧症

在场所恐惧症中，以聚会恐惧症最为突出。所谓场所恐惧症，是指对某种特定的场所发生强烈的、持续的、与实际危险极不相符的一种情绪反应。而且患者明知其反应程度是过分的、非理性的、不必要的，但却无法进行自我控制或消除，并伴有立即回避逃离的行为。

场所恐惧有多种特定类型，比如乘车恐惧，即对封闭的交通承载工具如汽车、火车、客机、客船、电梯感到恐惧；人群恐惧，即对人群比较密集的闹市、商场、集会、学校、旅游区感到恐惧；广场恐惧，即对空旷的田野、广场、大厅感到恐惧；高度恐惧，即对高楼、桥梁、登高、登山感到恐惧；黑暗恐惧，即对黑屋、黑夜感到恐惧；此外还有"职场恐惧""考场恐惧""医院恐惧""坟场恐惧"等。

通常而言，场所恐惧一般始于童年，其个性形成与其所受教育和环境影响以及心理创伤都有着密切关系，这样的成长经历使他们在进入成年后具有情感幼稚、依赖性强、独立性差、胆小怕事、严谨担忧、执拗刻板、应变力差、承受力弱、退缩逃避的心理特征。同时由于社会生活压力产生的紧张焦虑情绪得不到缓解，内心的孤独无助和不安全感逐渐积累，当遇到特定的场景时，就会出现惧怕和逃避的异常心理反应。他们不能适应现代化的生活环境，最终会导致社会功能受损。

场所恐惧患者害怕周围人多，害怕去各式各样的公共场所，每当他们身临这些地方就会感到浑身不自在，随即就会产生焦虑不安、紧张恐惧、孤立无援的感觉，还有头昏、心慌、出汗等症状，他们希望自己能够马上转身逃离。这种人本来就胆小、依赖性强，得病之后，他们的依赖性会更加突出。

二、社交恐惧症

近些年来，社交恐惧症的患者有所增加。社交恐惧症是恐惧症的一种亚型，又称社交焦虑障碍，多在17~30岁之间发病，男女发病率几乎相同。患者通常无明显诱因就突然起病，其中心症状围绕着患者害怕在小团体中被人审视，他们一旦发现别人注意自己就会感到不自然，患者不敢抬头、不敢与人对视，甚至觉得无地自容，害怕在公共场合被人注意，不敢在公共场合演讲，集会不敢坐在前面，故意回避社交，在极端情形下会导致社会隔离。通常，患者常见的恐惧对象包括异性、严厉的上司和恋人的父母亲或是熟人，并且同时可伴有自我评价低和害怕批评，躯体会出现脸红、手抖、恶心或尿急等症状，严重的患者症状可发展到惊恐发作的程度。有些患者在当众讲话、当众写字、食堂用餐以及使用公共厕所之时，都会心情紧张、心慌气短、大汗淋漓，产生一种明知过分却又无法控制的恐惧感。

三、单纯恐惧症

单纯恐惧症又被称为特殊恐惧症。具体表现为对以上两种类型以外的某一种或少数特殊物体、情景或活动的害怕。

这一综合征包含三个成分：预期焦虑、焦虑情绪、回避行为。患有单纯恐惧症的患者害怕的往往不是与这些物体接触，而是担心在接触之后会产生可怕的后果。比如：有些患者不敢接触尖锐物品，他们害怕这种物品会伤害别人；有些患者不敢过桥，因为他们害怕桥会塌，自己掉到水里去；有些患者害怕各种小动物会咬自己等。大多数患者都能认识到这些害怕是过分的，不合理的，这些物体或场景实际上并没有什么可怕，但他们却无法控制自己的恐惧。即使他人向患者保证，仍不能减轻他们的害怕情绪。按照患者的恐惧对象的特点，可分为以下几种类型：

（1）动物恐惧。患者会害怕诸如蜘蛛、昆虫、老鼠等这些动物。

（2）自然环境恐惧。患者会对雷电、登高、临水等这些自然环境感到恐惧。

（3）血—伤害—注射恐惧。此类患者害怕看到流血、暴露的伤口和接受注射。

（4）其他特殊恐惧。如害怕引起窒息、呕吐或疾病的场所；害怕在公共场所排尿；害怕出门找不到厕所，会把粪便拉在身上等。

以上这几种恐惧症可以单独出现，也可合并存在。

行为疗法是目前治疗恐惧症应用最广，而且见效最快的一种治疗方法。通过"习惯成自然"的原理使恐惧情绪减轻乃至消失。除此之外，帮助和引导患者进行回忆和分析，找出造成恐惧症的病根，也能产生良好的疗效。

延伸阅读

所谓行为疗法是运用心理学派根据实验得出的学习原理，是一种治疗心理疾患和障碍的技术。行为疗法通常会将治疗的重点放在外在行为或者能具体描述的心理状态上面。它与其他的心理疗法有一定的区别，与传统的心理治疗相比较行为疗法具有更高的科学性和系统性。

4. 认知行为疗法是最有效的方法

据近几年的临床统计数据来看，行为疗法在治疗各种恐惧症的时候，其治愈率大都在90％以上。但是在使用认知行为疗法之前，一定要弄清楚自身产生恐惧的病因，尤其是发病时的情景，详细分析自身的个性特点和精神刺激因素是首要的。下一步才是使用适当的治疗方法，如系统脱敏疗法。此外，抗焦虑药物与抗抑郁药物能消除患者的焦虑和抑郁情绪，也有利于行为矫正。

接下来以社交恐惧症为例，看一下医生是怎样通过行为认知疗法来治愈恐惧症患者的。

社交恐惧症的特点是患者通常会想象出一些恐惧对象来吓唬自己。社交恐惧症是因后天条件反射才建立起来的，通常有两种情况。

一是直接经验。如果青少年在与他人交往过程中屡屡受挫或失败，就会形成一种心理上的打击或威胁，这会使他们的情绪产生种种不愉快甚至痛苦的体验，久而久之，就会不自觉地形成一种紧张、不安、焦虑、恐惧的情绪状态。这种状态一旦在潜意识或意识之中定下型来，就会形成不良的自我意象。每当他们参加人际交往活动时，就会在内心的"屏幕"上反映出自己社交时出现的种种不愉快和痛苦的心象来，而即刻心生恐惧感。

二是间接经验即社会学习。如患者在日常生活中看到或听到别人交往时出现的种种挫折如陷入困境，或遭受到难堪的讥笑、拒绝等。他们害怕类似的情景会在自己身上上演，并对此感到痛苦、羞耻、害怕。有些时候，他们甚至看电视、电影、书报也可以产生出恐惧感来。这些间接的情景和经验，会使青少年不自觉地预测自己在社交场合也会遭受令人难堪的对待，于是会感到紧张不安，焦虑恐惧。这种情绪状态的泛化最终会导致社交恐惧症。

认知行为疗法能很有效地治愈这一心理障碍，认知行为疗法是通过改变思维或信念和行为的方法来改变不良认知，从而达到消除不良情绪和行为的短程心理治疗方法。

医生在对患者进行认知行为治疗时，必须首先帮助患者建立治疗信心，分析恐惧对象。指出患者恐惧的原因是因为缺乏认知的反映，要想克服恐惧，就必须要先知己。医生要帮助其挖掘出"怕"的根源，认识"怕"的内容，计算"怕"的程度，衡量"怕"的概率。只有这样才能让患者正确评价自身在环境中的位置，这种方法也可以称作"个人定位法"。

在认知行为治疗中，可采用许多认知干预技术和行为矫正技术，以下是一些常用的认知技术。

一、认识自动思维

在激发事件与消极情感反应之间存在着一些思想活动，它们可以是消极的自我陈述或心理想象。例如，患者在看到狗的时候就会产生恐惧，这是因为在他看到狗与恐惧反应之间会有一个想法，就是"狗会咬人"，还可能会产生狗咬人的恐惧想象。患者通常没有意识到这部分习惯的思维活动，它就是我们的"自动思维"。治疗时可以采用ABC理论说明激发事件A与反应C之间是有信念或思维活动B的影响作用，进而帮助患者认识自动思维的存在和影响。

二、列举认知歪曲

患者之所以会产生心理或行为障碍，与认知歪曲或错误有着密切的关系。此时，医生可以向患者列举出认知歪曲的表现，进而可以帮助患者提高认知水平并纠正错误思想。下面是几种常见的认知歪曲。

（1）**主观臆想**：缺乏根据，主观武断推测。比如，患者一件工作没有做好，便会因此推想所有的同事会因此而看不起自己。

（2）**一叶障目**：不顾及总体前后关系和背景，只看细节或一时的现象而得出结论。比如，学生在考试中有一题答不出，在考试结束后仍然一心只想着未答的那道题，并感觉这场考试完全失败了。

（3）**乱贴标签**：消极片面地把自己或别人公式化。比如，有的孩子不喜欢学习，于是孩子的母亲就会将孩子学习不好的原因归结到自己身上，并认为自己没有尽到做母亲的职责。

（4）**非此即彼的绝对思想**：认为不是白的就是黑的，不是好的就是坏的，无法容忍错误，对待任何事情要求十全十美。比如，员工在一项较为重要的工作中没能到达自己预期的目标，他便认为自己是个失败者，一切都完了。

三、改变极端的信念或原则

用现实的或理性的信念或原则替代极端或错误的信念原则。例如，一名患者的极端信念是"我必须且应该得到我想要的东西，因为这是我的权利"，而相应的更为现实的替代自我陈述是"尽管我十分想得到某件东西，而且我有权利去争取，但是这并不意味着我一定要得到它或别人一定要给我才行"；另一种极端的信念是"如果我为某件事而努力工作，那么我就应该获得成功"，相应的现实的信念可以是"任谁都无法保证事事成功，努力也不等于成功，它只是成功的一个条件而已"。

四、检验假设

认识并纠正认识歪曲、错误思想的一个方法是检验支持和不支持某种错误假设的证据。比如，一个人在受到挫折后，就消极地认为自己"一事无成"、"任何人都看不起自己"，甚至会因此变得非常抑郁，可实际上，他成功地做过很多事，大学毕业、顺利进入一家企业并成为了经理。检验假设的过程不仅能帮助患者认清事实，还能让患者发现自己对事物的认识歪曲和消极片面的态度。

五、积极地自我对话

这个技术的实施方法有两种，一种是要求患者坚持每天回顾并发现自己的优点和长处并记录下来；另一种方法是要求患者针对自己的消极思想，提出积极的想法，如下所示：

消极想法	积极想法
我很愚蠢	我会聪明些的
我从不知道如何讲话	我能够思考一些问题并表述清楚
我没希望了	只要努力，我会改变的
我太软弱了	我会坚强起来的

六、三栏笔记法

前面介绍的一些方法可以通过此法实验，让患者在笔记本上画两条线分出三栏，左边一栏记录自动思维，中间一栏记录对自动思维的分析，即认识歪曲，右边一栏记录理智的思维或对情况重新分析后的回答。

除此之外，系统脱敏法也是行为认知疗法的一种，而且它是目前公认的治疗恐惧症最安全有效的行为治疗方法。这种治疗方法主要是由医生设定"阶梯"性恐惧值，并让患者依此循序渐进地暴露于引起其恐惧的事物和场所中，令患者的

延伸阅读

以下方法可以帮助我们缓解恐惧。

（1）**转移注意力**

当恐惧来袭时，不妨做点心理活动以转移自己的注意力。你可能做心算、阅读、朗诵或深呼吸，总之只要是能够转移自己注意力的活动都可以。当你投入这些活动中时，就可以减少恐惧的想法及影像。

（2）**多活动**

当恐惧感袭来时，人们的身体会分泌过多的肾上腺素，而当人们处在活动状态时，是会消耗肾上腺素的。因此，当你感到恐惧时起身走动一下，消耗肾上腺素，就能降低你的恐惧感。若你无法走动，不妨试着收缩及放松身体各部位的肌肉，这种一紧一松的肌肉运动也能消耗肾上腺素。

感官逐步接受刺激，使之对刺激的恐惧程度逐渐降低，最终达到症状完全消失的目的。这种治疗方法较为缓和，容易为患者接受，但治疗时间偏长，而且效果产生较慢。

5．恐惧症与强迫症的区别

在生活中，强迫症与恐惧症是两种不同类型的心理疾病，但都属于常见的神经官能症，具有神经官能症一般的特点，比如常伴有不良心理暗示的出现、发作时会有头晕呕吐等现象。恐惧症和强迫症有着密不可分的联系，恐惧症患者如果没有得到及时准确的治疗，就极有可能会引发强迫症、抑郁症等多种并发症的出现，而且有些时候两个症状的表现形式十分相似。那么强迫症与恐惧症之间究竟有什么区别？

对于强迫症患者来说，面临的难题并不仅仅只有治疗，治疗的前一步骤——诊断——也是妨碍强迫症患者脱离疾病控制的阻力。

强迫症不仅治疗起来十分困难，而且诊断过程也不容易，强迫症与恐惧症的表现症状十分相近，如果医生在诊断时发生了误诊，那么就会使治疗陷入误区。不过尽管心理恐惧症与强迫症存在很多相近之处，但仔细判别还是有明显区别的。

一、两者在临床上的概念和表现不同

恐惧症是以恐惧症状为主要临床表现的神经症。患者在面对某些特定的对象时，会产生强烈和不必要的恐惧，同时可伴有回避行为。恐惧的对象可以是单一的，也可以是多种的，如动物、广场、闭室、登高或社交活动等。当恐惧发作时往往会伴有显著的植物神经症状，当事人虽极力回避所害怕的处境，但是他的恐惧反应始终与引起恐惧的对象不相称，而且他本人也知道这种恐惧、害怕是过分的、不应该的或不合理的，但是却难以控制，反复出现。

强迫症是以强迫观念和强迫动作为主要表现的一种神经症。以有意识的自我强迫与有意识的自我反强迫同时存在为特征，就是说，患者明知强迫症状的持续存在毫无意义且不合理，但是却不能克制它反复出现，而且愈是企图努力抵制，反而会愈感到紧张和痛苦。病程迁延者以仪式性动作为主要表现，虽然精神痛苦得到显著缓解，但其社会功能已严重受损。

二、两者在恐惧的表现形式上不同

恐惧症一般只是单纯的恐惧，可同时伴有逃避动机和行为，而强迫症的恐惧似乎要比恐惧症的层次又加深了一层，即在对恐惧压制和排斥的基础上想通过某种方式消除这个恐惧，而恐惧症患者从未想过要消除恐惧。强迫症的症状所表达的意义，是内心寻求安全感的一种变相的形式——一种顽固的扭曲的思维模式和行为模式。

三、两者的客体存在差别

强迫症恐惧的客体和环境是来自自身的，是对自身的某种思想、观念或行为不克制地去想、去做；而恐惧症所感到恐惧的客体和环境是来自外界的。比如，有两个人都对老鼠感到害怕，并能够通过回避来降低焦虑。对于强迫症患者来说，如果他自身有"老鼠带有病毒"的这种强迫思维，即便在老鼠已经走了的情况下，他仍然会感觉自己受到老鼠细菌的感染，而这个问题通常会导致患者随后采取回避性行为，比如洗衣服、洗澡等；可是，这种行为在恐惧症患者的身上是不会发生的，他们只是单纯地对老鼠恐惧，在老鼠离开后他们的恐惧现象就会自行消退。

四、两者产生的病因有所不同

恐惧症产生的病因并非是单一性的。它通常被认为有生物学上的因素，即遗传性的性格脆弱，天生紧张而显神经质，这种类型的人最易产生恐惧感。另一因素是自身承受着巨大的精神压力，但是却没有办法解决。而且恐惧症多发生在回避性人格障碍者身上，这种人格障碍患者的具体表现为缺乏自信、敏感。此外，精神因素在恐惧症的发病中起着更为重要的作用。例如，某人在乘车时遇到车祸，于是就对乘车产生恐惧，这极可能是在焦虑的背景上恰巧出现了某一情境，或在某一情境中发生急性焦虑而对之发生恐惧并固定下来成为恐惧对象。

强迫症是一种病因比较复杂的心理障碍，许多研究者分别从神经生化、遗传学以及心理学等多种途径探讨这一现象的成因，但是，到目前为止，还没有一个十分有说服力的解释。

总之，恐惧症与强迫症之间是有明显差别的，而这种差别也直接导致了两者在治疗方法上的差异。可能普通人在生活中很难将二者区分开来，不过专业的咨询医生足以完成此项工作，所以如果人们在这一方面存在疑问，那么一定要到专业机构进行咨询。

延伸阅读

奥地利精神病学家西格蒙德·弗洛伊德在研究精神分析疗法时提出，心理自愈法注重的是人类行为背后的内在力量。他的精神分析所要探讨的就是让潜意识的东西进入到显意识中，采用自由联想以及自我认知等方式，摆脱和纠正不良心理因素。

第五章
让焦虑症状在"顺其自然"中得到缓解

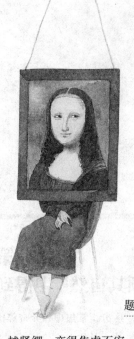

随着社会的发展，人们的心理问题也逐渐增多，人们的精神变得越来越紧绷，变得焦虑不安，有些人甚至因此怀疑自己的精神出了问题，将自己的焦虑同精神分裂症画上等号。其实，焦虑现象是我们生活中常见的一种情绪反应，适当的焦虑有助于我们的生活，可是过度的焦虑会让人们患上焦虑症，进而影响人们的正常生活。不过，焦虑症并不是无法治愈的心理障碍，在生活中可以通过顺其自然的"森田疗法"来治愈焦虑障碍。

1. 什么是焦虑症

焦虑性神经症又被称为焦虑症，是一种以焦虑为主要特征的神经症，焦虑症具体表现为没有事实根据也没有明确客观对象和具体观念内容的提心吊胆和恐惧不安的心情，还伴有植物神经症状和肌肉紧张以及运动性不安。简言之，焦虑症就是一种无根据的惊慌和紧张，心理上体验为泛化的、无固定目标的担心惊恐，在生理上伴有警觉增高的躯体症状。焦虑症是一种真实、严重的疾病。

通常来讲焦虑症的症状是原发的，即在此症状发生前没有其他的病和其他应激事件来解释它，应将其区别于其他病理状态如幻觉、妄想、强迫症、疑病症、抑郁症以及恐惧症等伴发的焦虑。

哈利是法国卡昂大学二年级的学生，尽管是在法国最优秀的学府上学，但是他的成绩并不理想。他总是毫无原因地感到紧张和恐惧，他总是认为将来会有什么恐惧的事情要发生，但是那是什么他并不知道，哈利的这种状态已经持续一年之久了，他不堪其扰，最终决定向我求助。

哈利的症状就是典型的焦虑症，当我仔细询问完他之前的遭遇之后，有一件事情引起了我的注意。

当时哈利还是一名大一的学生，尽管入学已经半年了，但他的成绩始终不理想，为了取得好成绩，他拼命学习，考试前他甚至会通宵看书，然而结果却始终令他感到失望。

周三的时候，学校又举行了一次考试，哈利在第一场考试时就发现自己依然有很多题目不会做，他知道这门课程自己肯定无法取得预期中的成绩了，想到自己考前刻苦地学习，便觉得悲伤不已。考试结束后，哈利并没有松懈，而是立刻进入下一场考试的备战。可是由于精神紧张，他虽然翻看着书本，却静不下心来。

到了休息的时间，哈利躺在床上，辗转反侧。他回想的全都是刚刚结束的考试，想到自己糟糕的解答，他便感到难过，尽管他一再告诫自己快些休息，为第二天的考试储备精力，但是他却无法控制自己的情绪。几个小时后，昏昏沉沉睡去的哈利被闹钟惊醒，时间还早，但哈利不敢贪睡，他匆匆捧起课本读起来。他越看越感觉自己还有好多知识都没有掌握，越看越觉得绝望，不知不觉间他的心跳越来越快，紧张得连字都看不进去了。

到了早餐时间，毫无食欲的哈利还是勉强自己吃了一些。不过很快，他就将所有的东西都吐出来了，这使得哈利担心自己连参加考试的力气都没有了，想到学期结束时自己可能会因为惨不忍睹的成绩而被赶出学校时，哈利绝望地哭了起来。

这件事情与哈利后来会出现焦虑症密不可分。事实上，哈利的这种症状就是过度焦虑的表现，他的焦虑程度已经远远超出正常考试所产生的焦虑情绪，已经发展成为了焦虑症。这种考试焦虑症会分散人的注意力，降低记忆能力和思维能力，甚至伴随着严重的生理反应或躯体症状，威胁人们的生理和精神健康。

通常，中青年是焦虑症高发的群体，其诱因与人的个性和环境都有关系，因性格而引发焦虑的患者通常都是内向、羞怯和过于神经质的人，而日益激烈的竞争环境、超负荷的工作、长期从事脑力劳动、人际关系紧张等环境因素也可引发焦虑。但是，生活中还有一些患者的诱因并没有这么明确或典型。临床上通常把焦虑症分为急性焦虑和慢性焦虑两类。

一、急性焦虑

急性焦虑主要表现为惊恐样发作，且多发生于夜间人们处在睡梦中的时候。当惊恐样发作的时候，患者会有一种濒死的感觉，心脏剧烈地跳动，胸口有憋闷的感觉，喉头出现堵塞感并伴有呼吸困难。而且，由惊恐引起的过度呼吸会造成呼吸性碱中毒，同时又会诱发四肢麻木、口周发麻、脸色苍白以及腹部坠胀等一系列躯体反应。这些不良反应的出现会加重患者的恐惧心理，严重的时候甚至会使患者精神崩溃，这类患者在就诊时往往会有情绪激动、紧张不安的表现，患者的这种表现通常会给医生造成心血管疾病发作的假象。通常，急性焦虑持续发作的时间并不长，从几分钟到数小时不等，当焦虑发作过后或者得到适当的治疗后，患者的这些症状就能得到有效缓解或消失。急性焦虑发作突然，发作时患者意识清晰且历时短暂。急性焦虑症通常在发作后5~20分钟就可以自行缓解，或者以哈欠、排尿以及入睡的形式结束发作。

二、慢性焦虑

大多数患者会表现出慢性焦虑的症状。通常慢性焦虑会有五个显著的表现：心慌、疲惫、神经质、气急和胸闷，除此之外还会伴有紧张、出冷汗、嗳气、恶心、腹胀、便秘、尿频尿急等症状，因为很多症状的表现形式与神经衰弱或者其他专科疾病极为相似，所以在判断的时候极其容易出错。

那么诱发焦虑症产生的原因又是什么呢？

其实，不同的学派对于焦虑症的诱因有着不同的见解，这些见解不见得是相互冲突的，很多时候还是互补的。我总结了一下不同学派对焦虑症诱因的判断，大致有三种。

一、躯体疾病或者生物功能障碍

这虽然不是引起焦虑症的唯一原因，可是在一些特殊情况下，患者的焦虑症是可以由躯体因素引发的。有很多研究在试图证明，焦虑症患者的中枢神经系统尤其是某些神经递质，是引发焦虑症的根本。这些研究多集中在两个神经递质上：去甲肾上腺素和血清素。这是因为研究人员发现当患者处于焦虑状态时，大脑中的去甲肾上腺素和血清素的水平会发生急剧变化，但并没有确定这种变化就是人们产生焦虑症的原因或结果。

二、认知过程

人们的认知过程或者思维在焦虑症的产生和形成中发挥着极为重要的作用。焦虑症患者比一般人更倾向于把模棱两可的，甚至是良性的事件解释成危机的先兆，而且他们更倾向于认为自己更容易遭遇不好的事情，更倾向于认为失败在等待着他们，更倾向于低估自己对消极事件的控制力。

三、应激事件

人们在面对应激事件发生的情况下，更容易也更有可能出现焦虑症。

以上三点大致就是焦虑症产生的诱因。尽管焦虑是人们都会经历的一种情绪体验，但焦虑症带给人们的焦虑体验是让人难以接受的，很多患者都会感到十分痛苦，焦虑症患者的焦虑表现通常有以下几种。

焦虑症患者会有焦虑、恐慌和紧张的情绪。他们总是认为最坏的事情即将发生在自己身上，并会因此坐立不宁。焦虑症患者极度缺乏安全感，他们整天提心吊胆，心烦意乱，因为焦虑他们对外界的事物失去兴趣。焦虑症状严重时会伴有恐惧情绪，患者会对外界的刺激表现出惊恐反应，并且常会伴有睡眠障碍和植物神经不稳定现象，比如入睡困难、易做噩梦、易惊醒、面色苍白或潮红、易出汗、四肢发冷、手指发麻、肌肉跳动、眩晕、心悸、胸部有紧压或窒息感、食欲不振、口干、腹部发胀并有灼热感、便秘或腹泻、尿频、月经不调、性欲缺乏等症状。

很多焦虑症患者会为上述躯体的不适感到不安，于是他们常会去检查自身的脉搏和心脏的跳动状况，有时甚至还会检查自己是否还有呼吸，皮肤颜色是否改变等。总之，他们会对因焦虑症而引发的躯体症状感到紧张。在接受检查的时候他们表现得十分焦虑，双眉紧锁，肌张力增加，反射活跃并且常常伴有不安的动作，比如不断眨眼、捶胸顿足等。

不仅如此，焦虑症患者还无法控制自己的担心。他们不仅更加容易被激怒而且注意力也很难集中，入睡困难、睡眠不稳，常会因为担忧而造成严重失眠，肌肉无法放松而且十分容易疲劳，他们总是会因为过分的紧张和担心而影响正常的学习、工作和生活，甚至还会影响自己的思维和决策，并且这种情况会在一段时间内反复出现。

通常其他心理障碍的出现也会伴有焦虑现象，此时出现的焦虑并不是真正的焦虑症，那么对此应该怎样进行区分呢？

首先，神经衰弱患者也会表现出焦虑现象，不过其紧张焦虑的程度远远不及焦虑症的程度深。而恐惧症大多表现为对某一物体、某种疾病或环境的恐惧和严重不安，同时可伴有其他强迫观念和行为，尽管会伴发焦虑，但是恐惧症的焦虑与焦虑症是有区别的。疑病症患者通常担心或相信自己患有一种或多种严重的疾病，他们的紧张恐惧情绪多继发于疑病症状，而疑病症状与自身内部的特殊不适感受和以往的生活经历、联想或暗示等都有分不开的关系，所以与焦虑症也是有一定区别的。

其次，忧郁症与焦虑症也不相同。忧郁症患者之所以会产生焦虑情绪，与其自身的疑病和自罪等妄想观念分不开，通常而言他们焦虑情绪发作的背后总是有忧伤情绪的存在。如果一个原本适应性很强的人突然焦虑发作，那么在排除了器质性的因素后就要首先考虑忧郁症。此外，精神分裂症的早期也可伴有严重的焦虑或者焦虑疑病，此时如果患者表现出精神分裂症的基本症状，那么也不难与焦虑症区分。

最后，焦虑症的表现形式通常为紧张、不安、担心，病情在较长的时间内持续。所以，如果人们

延伸阅读

分离焦虑症是幼儿内心冲突的产物，是幼儿从自然人到社会人转变过程发展起来的一种情绪。幼儿早期的分离焦虑症如果过于严重的话，会影响其以后的创造力及对社会的适应能力。父母不要想孩子和传达出分离焦虑的信息，以及培养孩子生活自理能力和合群能力是缓解分离焦虑症最有效的两种方式。

对某一事物的担心超过半年，那么就构成了焦虑症。可是，如果人们担心焦虑的内容与其他的心理障碍有关，那么就应该使用对应的缓解心理障碍的办法。也可以用治疗焦虑的某些措施缓和情绪，消除紧张，但如果患者的焦虑是由疾病、药物引起的生理作用，则以消除这些问题为主。

2. 与焦虑障碍有关的人格障碍

不仅很多心理障碍患者会继发与焦虑相关的症状，而且很多焦虑症患者随着病情的加深，会出现很多继发性人格障碍。那么，与焦虑相关的人格障碍有哪些呢？

首先要提到的是焦虑性人格障碍。焦虑型人格障碍是人格精神障碍的一种，又被称为回避型人格障碍，其主要表现为懦弱胆怯，自幼就有胆小和易惊恐的表现。患者拥有持续且广泛的紧张及忧虑的感觉，整日提心吊胆，没有安全感，他们敏感且羞涩，不论对什么事情都会表现出惴惴不安的感觉。焦虑性人格障碍患者时常会感到自卑，他们总是需要被人喜欢和接纳，并且对于他人的排斥和批评表现得过分敏感，以夸大在日常生活中的潜在危险来达到回避某些活动的目的，个人交往十分有限，而且没有勇气与他人建立关系，有一定的社交恐惧倾向。

通常，判断一个人是否患有焦虑性人格障碍可通过以下两个特点来判断。

第一种，符合人格障碍的诊断标准

一般情况下，人们只要符合下述三项特点就可以被认定为患有人格障碍了。

（1）有特殊的行为模式，这通常是指一个人在情感、警觉性、冲动控制、感知和思维方式等方面的态度和行为明显异于常人。

（2）具有长期的、持续性的特殊行为模式，而且不限于精神疾病的发作期。

（3）这种特殊行为模式具有普遍性，致使患者社会适应不良。

第二种，要有持久和广泛的内心紧张及忧虑体验

患者要有持久和广泛的内心紧张，以及忧虑体验，并且至少要符合下列表现中的三项：

（1）一贯的自我敏感、不安全感以及严重的自卑感；

（2）在面对排斥和批评的时候过分敏感；

（3）喜欢被人接受和受欢迎的感觉，并对此不断追求；

（4）除非得到保证被他人接受并且不会受到批评，否则很难与他人建立人际关系；

（5）总是夸大生活中潜在的危险因素，以此来达到自己想要回避某种活动的目的，但是不具有恐惧性回避；

（6）由于具有不稳定和不安全感，所以生活方式会受到很多限制。

其次要提到的就是伴焦虑心理的适应性障碍。所谓适应性障碍是在可辨认的心理社会性应激源发生后三个月之内出现的一种适应不良的反应，而且这种不良反应的持续时间不超过半年、不符合任何一种精神障碍的诊断。患者的心情很痛苦，但这种痛苦不符合正常沮丧期的痛苦。

如果患者有明显的神经紧张、烦恼不安，那么就可以诊断为伴有焦虑心理的适应性障碍。如果患者主要表现为抑郁和焦虑或者与其他情绪相结合，那么他可能是患上了伴有混合性情绪特点的适应性障碍。

第三种与焦虑相关的人格障碍是躯体形式障碍，这是一种以持久地担心或相信各种躯体症状为特征的神经症，患者通常都是以各种躯体不适症状作为主诉，尽管他们多方就医，且经过各种医学检查证实没有器质性损害或明确的病理生理机制存在，但检查的结果和医生的诊断仍然不能打消患者心中的疑虑。即便患者有时真的存在某种躯体障碍，也无法解释患者所属症状的性质、程度或者其痛苦。

躯体形式障碍患者发病时常会伴有焦虑或抑郁的情绪，尽管症状的发生和持续与生活中不愉快的事件、困难或者痛苦密切相关，但是患者却常常意识不到心理因素的存在。

通常情况下，不同程度的抑郁和焦虑情绪经常会出现在躯体形式障碍中，但是程度普遍较轻，此时伴存的躯体不适主诉不多，且主要集中在胃肠系统。

第四种和焦虑有关的人格障碍是恐惧症。恐惧症是一种以过分和不合理地惧怕外界客体或处境为主要特点的神经症。患者对某些特定的对象产生强烈的和不必要的恐惧，并且会伴有回避行为。当人们的恐惧发作时，常会伴有明显的焦虑和自主神经症状，比如紧张不安、失控感、心慌、出汗、颤抖、恶心、头昏、四肢无力、尿频尿急等症状。

延伸阅读

轻度焦虑并不等同于轻度焦虑症，尽管两者只有一字之差。轻度焦虑症是一种病症，如果你被诊断为焦虑症，这说明你平时经常感到焦虑，但是却说不出来自己为什么焦虑。而轻度焦虑仅仅是一种情绪，正常人都会有轻度焦虑的时候，当让人焦虑的事情过去以后，焦虑的情绪就会渐渐消失了。轻度焦虑症已经属于严重的心理问题了，是心理咨询师的工作范围，不过，仅仅依靠医生和药物的帮助我们是无法战胜心理疾病的，要想治愈心理疾病，我们必须得从自身做起。

最后一种和焦虑有关的人格障碍是强迫症。强迫症是一种以强迫症状为主的神经症，通常强迫症患者的有意识自我强迫和反强迫并存，当症状发生时，两者会产生强烈的冲突，会使患者感到焦虑和痛苦。患者会体验到感官和冲动都源于自我，但又违反自己意愿，虽极力抵抗却无法控制。患者也会意识到强迫症状的异常性，但却始终无法摆脱，患者对此感到十分痛苦，有时甚至还会使社会功能受损。

有大量研究表明，焦虑症是促使人们产生强迫症的原因之一，且与患者的个性特点紧密相连，如果一个人的个性中有过于追求完美、没有主见、谨小慎微、固执等因素，那么就极易患上强迫症。

上述五种人格障碍都是与焦虑相关的，它们或是由焦虑引发，又或者是由它们引发了焦虑，总之焦虑与上述几种心理障碍是密不可分的。

3. 焦虑障碍的治疗方法

焦虑情绪不等同于焦虑症，但是焦虑情绪可以演变成焦虑症。焦虑症对人的身心健康有着极大的损害，患有焦虑症的患者多会感觉自己的内心备受煎熬，心情焦躁，痛苦不堪，有些病情严重的患者甚至会有轻生的念头。那么，焦虑症应该怎样治疗呢？

治疗焦虑症的方法有很多，大致可以被划分为三种治疗方法，即药物治疗、心理治疗及物理治疗。多年临床实践证明，药物治疗对焦虑症有明显的疗效，它能够有效缓解焦虑带给人们的不适感，但是在采用药物治疗的同时也不能忽略心理治疗，因为心理治疗有减轻人们焦虑的作用。患者们可以选择在药物控制的基础上配合适当的心理治疗。

药物治疗是目前在临床治疗中最常见的治疗焦虑症的方法。常用的抗焦虑药物有三环类抗抑郁剂、苯二氮䓬类、氯酯安定、丁螺环酮等。

尽管药物治疗是最常用的治疗焦虑症的方法，但是抗焦虑药物具有很多的不良反应，比如嗜睡、抑郁等，长期服用抗焦虑药物会对人体的内脏器官造成严重的损害，而且，抗焦虑药物往往都有成瘾性。此外，抗焦虑药物本身还具有一个很大的弊端，那就是一旦患者停止服用抗焦虑药物，焦虑症就会复发。这是因为，当患者通过服药来减轻焦虑症状的时候，他们通常都会把自己症状的好转归结为药物的作用，而非他们自身的改变，所以当他们停止用药的时候，就会不自觉地认为情境是自己不可控制的，于是又会变得十分焦虑。

所以，人们在使用药物治疗焦虑症的同时最好配合心理治疗，这样能够收到事半功倍的效果。其实，焦虑、抑郁以及恐惧等症状都是心理问题的不同表现，然而，导致我们出现焦虑紧张等情绪的最主要原因之一就是我们对待事物的态度和看法。现实生活中的任何事物和现象都不会对人造成压力和焦虑，真正让人们感到焦虑和压抑的是人们自身对这些事物或现象所持的态度和看法。如果人们能够改变自己对待事物的情绪，那么因此而造成的躯体症状就会慢慢消除。

针对焦虑症的心理疗法主要有行为疗法、精神疗法以及认知疗法三种。医生可以向患者系统讲述焦虑症的医学知识，让患者对于焦虑症有一个系统且全面的认识，这样有利于患者分析自己发病的原因，能够自主地寻求相应的解决对策，进而消除自己的疑病心理，减轻焦虑，打破恶性循环。此外，医生还可以向患者讲解治疗方法，这样有利于患者主动配合治疗，充分发挥治疗作用。

患者自身也要对焦虑症有一个清楚的认识，焦虑症并不是器质性疾病，它对人们的生命并没有直接的威胁，因此不必有任何的精神压力或心理负担。此外，自己一定要树立起战胜焦虑症的信心，反复暗示自己"其实我担心的事情是不存在的"，通过不断地暗示能够增强患者的心理承受能力，如此一来焦虑症就可能被治愈了。此外，患者还要学会调节情绪和自我控制，要学会正确处理各种应急事件的方法，增强心理防御能力，同时培养广泛的兴趣和爱好，以此来转移自己的注意力，让心情逐渐变得开朗起来。

焦虑症患者如果想取得良好的治疗效果，就要及早识别自身是否患有焦虑，并及时调治，为焦虑症的治疗赢得最佳时机。焦虑症患者在接受治疗的过程中一定要谨遵医嘱，并且配合治疗。在治疗中，患者始终保持耐心和信心是康复的前提。

除了药物治疗和心理治疗之外，物理治疗也是一种必要的方法。物理治疗是焦虑症临床治疗较少用到的一种方式，在多数情况下，只有对重度精神障碍患者才会采用物理治疗的方法。治疗焦虑症最常用的物理疗法就是通过低强度微量电流来刺激患者的大脑，以此来改变患者异常的脑电波，促使大脑分泌出一系列与焦虑症状密切联系的神经递质和激素，以此来达到治疗焦虑症的目的。

除了上述三种治疗焦虑症的方法之外，其实还有一些诸如饮食疗法、催眠疗法、芳香疗法等非主流的治疗方法，这些方法都可以缓解或治愈患者的焦虑症状，效果也并不亚于主流疗法。所以，如果患者无法接受主流治疗方法时，也可以考虑选择非主流的治疗方法来治愈焦虑。

延伸阅读

有催眠师在工作中发现，有些时候他们专门针对患者的症状给出的治疗并没有效果，不是方法用得不对，而是患者自己描述的问题根本就不是最根本的、最需要解决的问题。也就是说，患者所描述的只是表面上的东西，并不是本质问题。找不到本质问题，心理疾病就无法治愈。当然，这不能认为是患者的蓄意欺骗，实际上，患者自己也是被骗者。因此，一名优秀的催眠师要有透过表象看本质的能力，只有这样，所进行的治疗才能有成效。

4．顺其自然是缓解焦虑的最好方法

焦虑是个体由于客观现实或精神打击等原因造成的一种内心紧张、恐惧、痛苦的心理，是引起人们心理失衡，给人们造成精神疾病的重要原因之一。当人们预感有不好的事情要发生，或者无法预计即将发生的事情的结果时，人们就会出现焦虑的情绪。

森田疗法能够根据焦虑症产生的原因，很好地缓解患者的焦虑情绪，进而达到治愈焦虑症的目的。森田疗法的主要原则为"顺其自然"。所谓"顺其自然"就是要求患者尊重和接受客观规律，从思想上接受自身出现的各种异常行为以及消极情绪，不再做出任何抗拒行为。很多患者都认为，顺其自然的意思就是"任其自然"，就是对自己面临的问题和糟糕的精神状态不加控制，如果痛苦就让它继续痛苦下去，抑郁就让其一直抑郁下去。如果焦虑症患者有这样错误的想法，他们就会让自己一直焦虑下去，而且认为这样就能治愈自身的焦虑。

通过顺其自然的森田疗法治愈焦虑症，要先正确地理解"顺其自然"的含义才可以，首先我们要搞明白"自然"的含义。所谓"自然"就是"自然规律"，比如昼夜交替、阴晴圆缺、风霜雨雪等，这些都是大自然的规律，我们人类无法控制这些现象，所以只能遵循和接受这些规律，唯有如此，我们才能生活得快乐。如果整天抱怨为什么天会黑、为什么要下雨，那么就违背了"自然规律"，最后只能让自己生活得越来越不快乐。

在通过森田疗法治疗患者焦虑症的时候，顺其自然的主旨主要体现在两个方面：

首先，顺其自然是要顺应情感的自然规律，接受任何可能出现的想法或观念。其实，人体如同大自然一样也存在一定的自然规律，所以人们情绪的产生和消退也有自身的自然规律。如果人们能够接受并且遵守情绪的自然规律，那么这种情绪就会在完成了从产生到消退的自然规律后自然而然地消失；反之，如果人们过分地在意这种情绪，就会一直受其困扰，人们的正常生活也会受其影响。比如，学生要参加一场十分重要的考试，此时他会在不知不觉中产生焦虑和紧张的情绪，这是人体受客观规律影响而产生的正常心理反应。此时，如果学生并不理会这种焦虑的情绪，那么它很快就会自动消退或者将压力转化为向上的动力，敦促他努力学习。可是，如果学生认为这种焦虑的情绪是不应该出现的，他就会产生对抗心理，此时就违背了"自然"，这样一来他不仅无法消除这种焦虑情绪，反而会延长其从产生到消退的过程，这又会加重患者的紧张体验。

所以，患者在接受森田疗法的时候，一定要注意遵循情绪的"自然规律"。因为人们的情感活动规律是客观存在的，如果人们一直压抑某种情感活动，它不仅不会消除，反而会因此得到强化，让自己变得越来越痛苦。相反，如果患者能够接受这些情感活动，那么就能很好地缓解精神上的不适感，进而消除这一情绪。

其次，顺其自然需要患者能够认清并且接受自身的症状，要了解症状的形成和发展规律。焦虑症患者的症状多是来自于自身的主观感觉。如果患者将注意力放在这些症状上面，那么对它们的过度关注就会加重自身的不适感。而如果患者能够接受自身的症状表现，进而将自身的注意力转移到其他方面，那么就不会加重自身对症状的体验，进而能够消除精神与症状的交互影响。

怎样做才算是正确的"顺其自然"呢？

方法其实很简单，那就是不去在意那些有"自然规律"的情绪或杂念。当然，为了能让顺其自然的治疗方法能够对我们的问题产生效果，还要结合"为所当为"的方法。这就是说，我们在顺其自然的同时，还要把自己的注意力放到现实生活中才行，该学习工作的时候，我们就去学习工作，该放松的时候，我们就好好地去放松，总之做自己应该做的事情。

在刚开始的时候，那些困惑自己的观念和情绪仍旧会让自己感到痛苦万分，但是只要自己始终相信这些杂念迟早会自然地消失，并且努力做好现实生活中自己应该做的事情，那些困扰我们的情绪就会在我们认真做事的过程中不知不觉地消失。

使用森田疗法治疗焦虑症的时候要明确一点，要想达到治疗的目的，光说理或者明白道理是徒劳的。就像我们都知道这个世界上并没有鬼的存在，但是每到夜间路过墓地的时候还是会感到恐惧一样。单靠理解是不行的，只有在感情上实际体验到才能有所改变。人的感情变化是有规律的，人们的注意越是集中，感情就会越强；而顺其自然不予理睬，就会逐渐消退。人们常处于同一感觉下，习惯了情感就会变得迟钝，如果人们对患者的苦闷和烦恼情绪不加理睬，而是任其发展到顶点，过后人们也就感觉不到苦闷了。因此，患者首先要勇敢面对自己的症状，面对现实，不必强加改变，而是顺其自然，充分认识情感活动的规律，感受自身的情感，不去压抑和排斥它，让其自生自灭，并通过自己的不懈努力，培养积极健康的情感体验。

森田疗法中顺其自然的原则，能够打破神经质患者的精神交互作用。患者在顺其自然的态度的指导下正视消极体验，并且接受各种症状的出现，让自己把心思放在应该做的事情上，这样一来患者心理上的动机冲突就被排除了，精神焦虑症的痛苦也能得到相应的减轻。

森田疗法在治疗焦虑症的时候不使用任何器具，也不需要特殊的设施，患者在实际生活中可以像正常人一样生活，也就是引导患者在日常生活中积极发挥"生的欲望"的动力作用，通过躯体的非言语性体验产生治疗效果。患者要把自己的紧张看作是"自然而然"的事情来积极地加以面对、充分接受、反复体验以及不断纠正，从而减轻乃至打破患者病态的恶性循环，最终达到康复的目的。

性格是固定不变的，它不会随着主观意志而发生改变。生活中，不论什么样的性格都有积极的一面和消极的一面，即便是神经质性格也是如此，神经质性格也有很多的长处，比如反应能力强、做事认真且踏实、勤劳，有很强的责任感。不过神经质性格也有很多的不足，比如性格过于谨慎、自卑、常会夸大自身的弱点、追求完美等。神经质性格的人在生活中要通过积极的社会生活磨炼，发挥自身性格中的优点，抑制性格中的缺点，这样就能避免心理障碍的出现和产生。

延伸阅读

根据患者的病情，森田疗法分为门诊治疗和住院治疗两种形式。门诊治疗通常都是采用咨询师和来访患者"一对一"交谈的方式。治疗前患者需要进行身体检查，以排除患者患有躯体重症的可能，打消患者疑虑。咨询师要引导患者正确认识自己的疾病和症状，并指导患者每天记录自己对症状的理解与体验。在复诊时，咨询师会对患者的日记进行文字批注与分析，并提出自己的专业建议。住院治疗主要应用于病情严重的患者。患者在治疗期间除了和咨询师沟通，记录自己的思想或体验外，还要加强对森田疗法的了解与学习，以便更好地发挥森田疗法对患者的治疗作用。

5．自我催眠和冥想也能缓解焦虑

在临床心理咨询和心理治疗时发现，焦虑症是一种十分普遍的情绪障碍，同时它也是诱发其他类型情绪障碍和心理障碍的主要原因之一。那么，有什么办法能够自我治愈焦虑症呢？事实证明自我催眠和冥想能够有效缓解焦虑。

首先，来看一下焦虑症的自我催眠疗法。在进行自我催眠疗法之前，首先让我们花几分钟的时间来进行一场想象，假设我们身处在令人害怕的情形里。让你感到害怕的是哪种情形呢？是社交场合还是工作场所，是某种物体还是某种动物？我们在脑海中想象着这些让我们感到害怕的场景时，就会出现一种焦虑感。

尽管这种焦虑是人为的，但是它仍能够表现出焦虑的躯体特征：心跳加快、头晕目眩、呼吸短促、四肢乏力、身体摇摆或颤抖、很难集中注意力或者认真思考。

现在让我们闭上眼睛再次想象让自己感到害怕的场景，不过这一次要将精力集中在你是怎样告诉自己害怕时的情况和症状的。此时，你是否发现其实你已经在不知不觉中对自己的情况做出了悲观的预测？你是否做了最坏的打算？你是否认为自己会晕眩并因此失控倒地？人们在焦虑时给自己这些不准确和不理性的暗示会延长焦虑的时间甚至会加深焦虑的感觉。

为了改变身体对可能令人感到害怕和焦虑的情况的应对方式，我们必须用解释自己反应本质的真实话语来代替灾难性的想法。你可以针对每种症状都设置一个积极性的暗示语，每当出现这种症状反应的时候，就在心里反复默念它，慢慢地你就能意识到自己的反应，并且恢复良好的知觉。比如，当我们感到眩晕的时候，我们会感到自己失去平衡感。其实，眩晕是由于过度紧张造成的，当你放慢呼吸的时候眩晕的感觉就会消失。有时，我们的脖子或下巴肌肉过于紧张会影响到听力，进而引起晕眩，此时只要给自己积极正面的暗示，告诉自己："我只要放松下来，放慢呼吸就会好。"经过反复地自我暗示，眩晕症状就会得到缓解甚至消除。

当我们感到焦虑想要进行自我暗示的时候，首先要让自己放松下来，并且停止让自己产生焦虑的想法，之后使用积极的暗示语来替代灾难性的想法，不要拒绝焦虑带来的所有身体反应，而是试着让自己去接受。

说到放松，有两种行之有效的方法。第一种方法是深呼吸，慢慢地深吸一口气，然后屏息一会儿，再缓慢而顺畅地呼气，并且要尽可能多地呼出体内的气体。紧接着暂停一会儿，此时把所有的注意力都放在暂停上面，然后再进行下一轮的深呼吸。总之，深呼吸要做到缓慢、深长且完整。这样做能阻止人们的呼吸过快，进而缓解焦虑症状。

第二种方法是寻找体内的紧张感，不要放过任何一处。人们的脖子和肩膀是最容易紧张的地方，一旦你发现肌肉紧张，就试着让自己放松。如果无法放松下来，那就使肌肉尽可能地紧张。如果你能增加肌肉的紧张感，那就一定也能减轻肌肉的紧张感。当我们增加和减轻肌肉的紧张感三四次后，我们的紧张感就能得到明显减轻。

让自己放松下来之后，接下来要停止让自己感到焦虑的想法。当你开始感到焦虑或者身体出现因焦虑而带来的不适感的时候，一定要在心中大声地喊："停！"这样做能够让我们焦虑的想法暂停一会儿，我们可以趁这个时间迅速用积极的暗示语来取代焦虑的想法，比如"停止焦虑，几分钟之后我就不会再感到焦虑了"或者"不可能晕倒，3分钟后晕眩就会停止了"。经过反复的暗示，焦虑的症状或因焦虑而带来的躯体不适感能够得到有效缓解。

　　既然已经说到暗示语，那么我们怎样才能拥有大量且积极的暗示语呢？当我们感到焦虑或害怕的时候，我们可以记录下自己在此时产生的想法，或是在充满压力的困境下自己的想法。我们可以选择写日记或者其他方法来记录下自己的情绪，无论什么时候感到焦虑，都仔细地记录下自己的心理活动。对每一个因为害怕而产生的不理性的想法，都写下一个简短的对策。通常来讲，对事情做现实的评价是处理灾难性预测的最好方法。

　　创作暗示语还有另一个好办法，那就是对自己害怕的结果做出准确的评价。如果我晕倒了怎么办？如果我被老板批评了该怎么办？如果恋人拒绝了我的求婚该怎么办？我们清楚地写下这件事情可能会出现的最糟糕的结果，等到事情最终的结果出现后，你就会发现其实结果并没有你想的那么糟糕。

　　在生活中，我们可以试着把你认为最好的几个暗示语运用到自我暗示的方法里，并且使用简短的语言来表述暗示语。当你坚持使用自我暗示的方法后，你就会想要改变，渐渐地就能缓解焦虑的现象。

　　不论自我催眠的结果怎样，在它要结束的时候你都一定要做到接受自己的感觉和结束逃避。接受身体所有感觉的关键在于自己清楚地知道这些都是暂时的，这些情绪总会有结束的时候。当你试着接受自己的感觉后，不论你有多痛苦，它们都会结束得更快，这样一来你便很快就不再有斗争或逃跑的不适。结束逃避意味着不再逃避让自己产生焦虑的场景、人或事。既然自己能够接受、处理和控制自己害怕的感觉，那么你就已经摆脱了焦虑的困扰，能做你想做的事情。

　　当人们感到不安和焦虑的时候，往往想要从让他们感到不安和焦虑的事件中跳脱出来。我们常会因为不想写报告而选择去找他人聊天，因为不想学习而选择去看电影等。适当的不安和焦虑能够使我们对将要发生的不好的事情做好预防准备，可是，过分的不安和焦虑往往会让我们的工作和人际关系陷入僵局。而且，当我们要做新的工作或重要决策时，不安和焦虑的情绪会束缚住我们的逻辑思维，使自己的能力无法得到良好的发挥。因此消除不安和焦虑，并合理控制自己的情绪是十分必要的。此时，我们可以通过"死亡冥想"来消除现存的不安和焦虑现象。

在我们的生活中蕴藏着很多会让人产生不安的因素，比如人总有一天会走向死亡，我们会因此而感到空虚与不安，这是我们无法避免的。世间万物在不断地变化和发展，没有人能预知未来，不过总有一天我们都会离开这个世界。所以，要想消除我们现实的不安和焦虑，就一定要改变自己看待世间万物的态度，很多不值得我们回忆或者费心的事情，就应该让它们过去，变成已经死亡的记忆。这就是"死亡冥想"。

集中冥想，想象自己死亡的时刻。假如我们在一小时之后就要离开人世，那么现在你最想做什么呢？让你感到可怕的是什么呢？又有什么是让你感到遗憾的？通过这样的集中冥想，我们能够找到让自己不安和焦虑的根源，焦虑症状就能得到缓解甚至痊愈。

第六章
运用潜意识的力量抚平报复心理

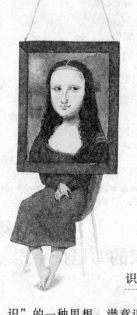

潜意识是指潜藏在人们一般意识下的一股神秘力量，是相对于"意识"的一种思想。潜意识是人类原本具备却忘了使用的能力，这种能力也被我们称为"潜力"，它真实存在但却很少能被开发与利用。

在生活中，我们每个人都产生过报复心理，多数人在经过冷静的分析、理智的思考之后，并没有将报复心理演变为报复行为。可是也有一些人在报复心理的驱使下，无法控制自己的思想，以致出现了具有报复性的攻击行为。尽管，我们无法完全避免报复心理的产生，可是失去理智、不计后果的行为却是可以避免的。当报复心理产生的时候，潜意识是抚平报复心理最好的办法。

1. 你的报复心理严重吗

报复心理是对抗心理的一种表现形式，心理学将它定义为一种故意地回击或者冒犯别人对自己的批评和不敬的心理倾向，具体是指一个人的行为对另一个人在利益上产生一定量的损害或增益，会让后者期待前者也产生不低于该量的利益损害或让前者也产生满意的利益上的增益，这种反应就被定义为报复心理。

通常，报复心理具有四个明显的特征：一是消极性，即从性质上看，无论是这种心理本身还是即将产生的后果都是不良的、消极的；二是潜伏性，企图报复谁，采取什么样的方式，通常这些都是不可告人的；三是目的性，想要报复的对象是明确的，而想要达到什么样的结果自己也很清楚；四是综合性，不良的嫉妒心理、猜疑心理及虚荣心理等都可以引发或加重人们的报复心理。

在生活中，我们每个人都会产生报复心理，这是生活中常见的一种心理状态，不过大多数人可以在经过冷静分析和理智思考之后打消报复念头。而有些心理脆弱的人则会在报复心理的驱使下，无法控制自己，最终导致了报复的攻击行为。这种攻击行为从表面上看或许是自己出了口恶气，但是实际上，报复者在伤害他人的同时也伤害了自己，而且有时自己受到的伤害要比对方还重。

费奇是一名报复心理严重的中学生，他经常会因为一些小事与班上的同学发生矛盾，每当他觉得自己被同学伤害的时候，就会对其进行报复，比如，在他人面前诋毁那位同学，或者将药或脏水放进对方的水杯里，看着对方喝下去的时候，自己躲在一边偷笑。

当同学对他有一点点关心的时候，他就会给予对方热情的回应。比如，有时他请同学帮忙，会给对方钱作为补偿，这让对方感觉很不自在，每当对方拒绝的时候，他都会说："没事，我家有钱！"有人在他生病的时候问候一下，他就会立刻对对方大献殷勤，搞得对方难以接受。

费奇的行为让很多人都难以接受，班上的同学都把他当作怪人，不愿意理他。费奇对此感到十分苦恼，因为他不喜欢这样冷漠的人际关系。

就像硬币有两面一样，报复心理同样也有两个面，它的一面为报复，而另一面则是感恩。这一点在报复的定义中就体现出来了，一个人因另一个人的行为而产生利益上的损害，会使前者要求后者做出赔偿或前者会使后者也产生同样的利益上的损害，人的这种反应就被称为报复。另一面，一个人因另一个人的行为而产生利益上的增益，会使前者做出让后者满意的利益上的增益，人的这种反应通常则被称为感恩。其实，报复心理是人们本能的一种应对、反抗外部不利因素的自我防御保护机制。

报复行为属于报复心理是很好理解的，可是该怎么理解感恩也是一种应对、反抗外部不利因素的自我防御机制呢？一个人的行为使另一个人的利益产生增益，如果后者不感恩或不主动感恩以使前者在利益上也产生增益的话，那么，前者很有可能会主动要求后者感恩自己；如果前者得不到符合自己标准的利益上的增益时，那么，前者很有可能会采取行动报复后者。因此，出于自我防御保护自己已得利益的目的，感恩是必须要付诸行动并要满足对方要求的。所以，感恩行为也属于报复心理。

既然我们已经明确了什么是报复心理，那么可以通过一个小测试看看自己有没有报复心理。我们可以根据自己的行为表现，有目的地检查一下自身报复心理的程度。下面请你仔细回忆一下，近三个月来是否经常发生下列情况。

（1）受到批评以后不服气，准备找机会回击。

（2）受到不公正的待遇后，想出口恶气。

（3）当领导给自己难堪时，想打他一顿出气。

（4）别人坏了自己的好事，气愤难平，想出气。

（5）别人占了便宜，心中不平衡，准备找回来。

（6）自己受了欺骗，想以暴力解决。

（7）婚姻出了问题，想通过武力解决。

（8）遭到别人诬陷，想给诬陷者 点颜色看。

上述8个问题，建议你在自然状态下真实作答，根据填写结果，可以自测报复心理的指数。对上述问题的回答，如果出现一个以上"是"的话，那么就表明你已经有了报复心理，"是"的出现频率越高，就表明你的报复心理越强，此时应该及时进行调节，逐渐走出报复心理的阴影。

有报复心理的人，性格中往往都带有一些狂热性，当我们仔细去分析社会案件的时候不难发现，很多人只是想要"出口气""发泄一下"，于是便产生了报复心理，进而有所行动，最后造成了极为可悲的结果，那么，人们的报复心理是怎样产生的呢？

一、过于强盛的欲望

很多人终其一生都在追求名利，他们的表现欲极强，常会不切实际地追求自我价值。在生活和工作中，当他们的个人愿望无法得到满足时，他们就会认为自己的生活乏味，前途无望。通常，此类人的自我调控能力较低，而且又不善于或者不愿意调解自己的需要层次，让自己从幻想转向现实，而是任凭个人的欲望毫无节制地发展下去，时间一久，他们就会把责任和情绪推到他人身上，进而产生报复心理。

二、心胸狭窄，不能正确接受批评

生活中很多人的心胸过于狭窄，他们总是会因为朋友之间的一句玩笑、一件小事而感到自己的面子和利益受到了损害，或者在对某些问题的处理自己感到不满意、不顺心，于是他们就会对朋友、领导或同事存有成见，进而转变成报复心理。当领导、家人或朋友指出其自身存在的不足的时候，他会认为这是与自己"过不去"，进而会产生报复心理并实施报复手段。

三、性格不健全，遇事冲动

孤僻、粗野、狂暴、疑虑、轻佻等都是人格不健全的表现，而人格有缺失的人在与他人发生矛盾的时候，无法很好地进行自我控制。一旦他们感到自己的面子或利益受到了损害，他们就会不计后果、不计得失地进行疯狂的报复。

四、无法面对挫折

当个人、家庭的利益遭到不法侵害时，当恋爱、婚姻出现波折时，人们面对这些挫折，如果不能采取合理有效的手段去处理这些问题，而是采取"以牙还牙"的报复行为，那么最终的结果只能是两败俱伤。

很多人在报复心理的驱使下，无法控制自己，以致出现了报复的攻击行为。尽管报复心理的产生是难以避免的，但失去理智、不计后果的行为却是可以避免的。很多人在报复心理的驱使下，为了图一时之快而去伤害他人，轻则会使自己的人际关系恶化，并陷入恶性循环，重则导致两败俱伤，最终走上犯罪的道路。

延伸阅读

潜意识是人类意识中最为奇妙的一种，它存在于我们所知世界的每一个角落，潜意识具有可以让人无所不能的"超能力"。

如果我们能够对潜意识加以适当的暗示，就能使之成为调节身体不适的良药，也能成为治愈我们心理问题的良方。我们需要它，它通过感官起作用，随同肌体的产生、发展、成熟、萎缩消亡而不断变化。

2. 正确对待挫折的两面性，避免滋生报复心理

世间的任何事物都有两面性，挫折也不例外。一方面，挫折能增加个体的心理承受能力，使人警醒，并从中吸取教训，改变自己的目标或策略，从逆境中重新奋起；另一方面，挫折会让人们长期处在不良的心理状态中，进而出现负面情绪，并采取消极的防卫措施来对付挫折的情境，从而导致不安全的行为反应，如不安、焦虑、愤怒、攻击、幻象、偏执等。挫折还会对人产生一些远期的影响，如丧失自尊心和自信心，自暴自弃，精神颓废，一蹶不振等。

我们要正确对待挫折的两面性，"不悲哀、不嘲笑、不怨天尤人，而只是理解"是荷兰著名哲学家斯宾诺莎的一句名言，同样也是我们在面对挫折时应有的态度。

首先，当我们在面对挫折的时候不要怨天尤人。要知道在我们生活的世界中，没有任何一个人的人生是一帆风顺的，生活就是在幸运与不幸运之间交错前行的。所以，我们一定要正确对待挫折，把挫折和不幸当成我们生活的一部分，当挫折和压力悄然来临的时候坦然面对，这能帮助我们正确地对待压力和挫折。生活如同一根棍子，幸运与不幸就是这根棍子的两端，一旦你拿起了生活的棍子，那么也就意味着你拿起了快乐和烦恼。所以，只有幸福而没有不幸的生活是不存在的。这样的认知态度能够帮助我们从心理上正确地对待阻挡我们前进的障碍。

其次，挫折也是财富的另一种形式，是一种有益的人生体验。只要我们有坚强的意志，能够承受挫折的打击，我们就能不断地积累经验和教训，并从中找到失败的根本原因，从而在以后的生活中扬长避短，振奋精神，鼓起勇气，将挫折带来的压力转化为前进道路上的动力，从而走向成功。

有一位倒霉的作家，他出生在一个贫穷的医生家里。小时候，他没有接受过系统且良好的教育，参军后不幸被俘，身负重伤导致左手致残，他屡立战功，并得到元帅的嘉奖。可就在他拿着元帅的保荐书，做着即将成为将军的美梦时，却在归国途中被俘，随后被卖到阿尔及利亚，在那里做了五年苦工。

当他重获自由再次回到祖国的时候，他的国家已经忘记了这位英雄的存在。他连一份普通的工作都找不到，几经波折才在无敌舰队找到一个军需职位。一次他下乡催征，因不肯为乡绅通融减税，被乡绅诬陷入狱。从监狱出来以后，他改作税吏。一次他把税款交给一家银行保管，偏偏不久后银行倒闭，他因此第二次入狱。第二次出狱后他一贫如洗，但家里一帮人需要靠他养活。他住的地方环境特别恶劣：楼下是酒馆，楼上是妓院。一天，酒馆里有人斗殴，有人倒在地上奄奄一息。他出于同情把那人背到家里，谁知此人未能被救活，他以涉嫌谋杀罪再次入狱。

这样一个两次被俘三次入狱的人，命运似乎从来不肯眷顾他。但恶劣的环境没有淹没他，生活的挫折也没有打倒他，他非但没有因自己的不幸遭遇心生报复，反而通过它们不断地丰富自己。他的生存智慧是把挫折当作生命的必然结果加以接受，然后将其化为生命的财富。凭着他对生活的反思和他的国家独有的斗牛士精神，他写出了名震世界的巨著——《堂·吉诃德》。

这个伟大的倒霉蛋就是西班牙著名作家塞万提斯，而他也通过自己的遭遇向人们证明，只要积极面对生活中的挫折，生活就会是美好的。

那么我们应该怎样积极应对挫折呢？

第一，正确归因是成功应对挫折情境的必要基础

所谓归因是指个体根据有关的信息、线索对自己或他人的行为原因进行推测与判断的过程。在挫折来临的时候，我们一定要保持冷静的头脑，对挫折进行公正客观的分析，然后找出挫折产生的真正原因，这样才有利于之后的行动。

第二，要调节抱负水平

抱负水平又称抱负水准，是指人的行为要达到什么程度的心理愿望，即人在从事某种实际活动之前对自己所要达到的目标规定的标准。许多人在工作和活动中对自己要达到的标准有较高的需求，这种需求就是抱负水平。通常而言，人们制订的标准高则抱负水平高；反之，则抱负水平低。不过，抱负水平并不是越高越好，适度的抱负水平是避免挫折和失败，获得自信与成功，使个体得以顺利发展的重要因素。所以，当我们遭遇挫折的时候，一定要根据个人的实际情况调整抱负水平。

第三，不要悲观

世界上的一切事物都是具有两面性的，挫折也不例外。当我们遭遇挫折的时候一定不要悲观，试着分析失败的原因，并从中吸取教训和经验，多看一下挫折情境好的一面，这样才能振作精神，重新出发。

第四，增强受挫能力

增强受挫能力是一个人积极对抗挫折的标志。要增强受挫能力就要培养知人能力。如果一个人具有良好的知人能力，就能尽量减少因不明或复杂的人际关系而造成的挫折。从积极方面来说，知人可以让我们收获真诚的友谊；从消极方面来说，知人可以防止自己上当受骗，避免让自己处在挫折情境之中。社会是复杂的，我们接触的人形形色色，贤愚不等，性格迥异，其中固然有好人，但也有品行不端之人。所以面对人情多变、人心难测的现实，我们一定要学会察言观色，学会分析事物，提高自己的辨别能力。

第五，保持良好的心态

挫折感产生的很大一部分原因取决于人们对挫折的态度。挫折如同我们手

中苦涩难咽的酸葡萄，在一些人口中它是难咽的苦果，而另一些人却能把它酿成醉人的美酒。因此，在自我调节挫折感的时候，保持良好的心态非常重要。

我们只有正确对待挫折的两面性，认真对待积极的一面，有效规避消极的一面，才能使心理保持平衡，避免报复心理的滋长。

延伸阅读

因果报应说也是报复心理在日常生活中的一种表现形式。它将人们的报复心理寄望于上天的力量，希望以此来报复仇人，感恩恩人。

当一个人无法对他的仇人进行报复时，他就会寄望于让上天，希望它能来惩罚他的仇人。而当他的仇人果真遭遇了挫折、厄运时，他便会认为是上天帮自己惩罚了仇人。同样，当一个人无法感恩自己的恩人时，他也会寄望于让上天，希望它能让恩人会逢凶化吉。而当他的恩人真的运气尚佳有好事发生时，他就会感叹是上天帮自己感恩了恩人。

3. 生活中常见的报复心理的表现形式

报复心理有两面性，它的一面是报复，另一面是感恩。那么，在我们的日常生活中，有哪些事情是报复心理的具体表现形式呢？

一、雇佣关系

在职场中，员工服务于老板并为其创造利润。如果职工的行为使老板的利益产生了增益，老板会将利益增益的一部分分给职工，以这种方式来表示对职工工作的肯定和感恩。这种感恩的利益交换使员工与老板之间的雇佣关系得以持续下去。

在职工为老板工作了一段时间之后，如果老板拒绝支付职工工资或所支付的工资不能令职工满意，那么职工就可能报复老板或要求老板支付令人满意的工资。这时，雇佣关系可能会因员工的报复行为导致利益无法交换而终止。

总之，建立在报复心理上的老板与职工之间的利益交换，是雇佣关系得以延续的关键。

二、宗教与报复心理

通常而言，人们对父母都有很深厚的感情。人们对父母的这种深厚感情一般是基于两个原因产生的，首先父母是赋予我们生命的人；其次父母为使我们能够顺利成长提供了太多无偿的付出。因而，我们对父母有感恩之心。

而宗教认为上帝创造了人类，如果你相信这句话，那么，你对上帝便具有了类似感恩父母的情感，你会感恩上帝。因为，给你生命的是父母，而创造整个人类包括你的则是上帝。

宗教会向人们出售一些他们认为具有一定世俗作用的宗教商品以聚敛财富。宗教声称自己的宗教商品具有使人获得平安以及神的庇佑等功能，信众们则会付出金钱作为交换。宗教与信徒们之间的利益交换是基于报复心理产生的。

中世纪的欧洲，很多富人或贵族将自己毕生积累的财富全部捐献给了教会。为什么？因为他们被告知：只要他们捐出所有的财富，死后就能上天堂；否则就会下地狱。拿自己毕生积累的财富来交换教会一句死后可以上天堂的承诺，这也是一种利益交换。尽管教会的承诺不具有任何利益，但双方都是自愿的，大家各取所需，而这种利益交换也是需要有报复心理才可以运行的。

三、"对不起"和"谢谢你"

"对不起"和"谢谢你"，这两句话是人们在日常生活中经常使用的话。"对不起"常用于一个人的行为给另一个人造成轻微的几乎可以忽视的利益损失时。这时，前者出于防止对方报复自己和保护自己的目的，会向后者表达请求原谅自己的愿望。而后者出于避免事态升级或其他因素的考虑，通常会回答"没关系"，以此表示他不会计较这些事。如果后者对前者的道歉不满意，那么，当事双方极有可能由相互指责逐渐升级为对骂乃至打斗。

当我们接受了另一个人的帮助或诚恳有效的建议后，更顺利地达到目标、达成愿望或是解开了心中的疑惑时，我们会发自内心地生出感恩之心，这会使我们自然地表达对后者的谢意。通常这份感恩心之在语言上的表达为"谢谢你"。一般情况下，伴随这句话的往往应该是礼品或酬金，但在我们利益增加很微小的情况下，只说"谢谢你"就足够了，比如，陌生人给我们指出正确的道路时，我们对对方说一句"谢谢你"就可以了。

尽管"对不起"和"谢谢你"是我们常用的礼貌用语，但它们也是人在自身利益因他人行为增加或减少的情况下，人的报复心理这一内在反应的外在表现。

四、交换的本质

有人的地方就会有利益的交换，不论是物质的还是非物质的。交易、买卖无时无刻不在发生和进行着。其实，它们本质上都是交换。

在这个世界上，也许只有人类才会交换，那么，交换是人通过什么来进行的？其实，人们之间的交换是通过报复心理的内在机制的运行完成的。举例来说，A和B都有交换货物的需要，并且都准备好了各自要交换的货物。当A把货物交给B时，B因为接受了A提供的货物而满足了自身的需求，就是说，B的利益因为A的行为得到了增加，那么B的报复心理的感恩心会要求B采取行动向A表示感谢。站在A的角度来看，A将自己的货物给B，这就意味着A的利益因为B的行为而产生了一定量的减少，那么，A的报复心理的报复心会要求B将自己减少的利益补偿回来。B的感恩心要求B感恩A，而A的报复心要求B补偿自己。那么自然而然地，B就将自己的货物给A。如果A接受了B的货物，B对A的感恩心得到了满足，而A要求B补偿自己的报复心也得到了满足。这时，A不再对B有报复心，而B也不会对A有感恩心。

如果A将货物给B后，B并没有把自己的货物给A，那么，A就因B的行为产生了利益的减少。那么，A的报复心会要求B归还原来的货物，或要求B将其自身的货物给自己。如果B既不归还A的货物，也不将自己的货物给对方，那么，A的报复心就会调动起暴力行为并以此来向B讨要自己的损失。正是报复心理报仇和报恩的特点决定并保障了人们顺利实现利益交换行为。他人对我们有帮助、恩惠，我们自然要对其感恩；反之，他人的行为让我们的利益遭到了损失、伤害，我们自然也会要求对方补偿我们。

被他人重视、厚待、赞美，得到他人的肯定，往往比接受他人的财物更能激起人的感恩心；而被他人轻视、鄙视、污蔑、侮辱，被他人否定，则往往会激起人的报复心。感恩心会转化为相应的感恩行为，以报答那些曾经重视、厚待、赞美、肯定过自己的人；与此相反，报复心会转化为实际的报复行为，以报复那些曾经轻视、鄙视、薄待、侮辱过自己的人。

报复心理是人们行为的内在逻辑，是人们行为所遵守的核心准则，是人性的重要组成部分。报复心理及它所遵守的行为准则、行为以及行为的后果，构成了每个人人生经历极为重要的一部分。它们环环相扣，成为人们生活、工作、学习、思想、行为等方面不可或缺的角色。而报复心理与报复行为及报复行为的后果，则构成每个人命运篇章中不可或缺的重要段落。

五、报复心理与债务

一个人的利益会因他人的行为增加或减少，这增加的或减少的利益其实是可以用金钱来衡量的，所以感恩心与报复心是有价钱的。他人对你的帮助会让你对他产生感恩之心，即将他人的帮助行为转变为你对他的感恩心。你的感恩心可以转变为实物或者你对对方的帮助行为。而且，即便是后者建立在以获得适当报酬为目的的施恩或帮助行为，也能激发起前者感恩心和感恩行为，并最终达到目的。商业性的放贷行为就是最好的例证。人与人之间的利益转移必然会涉及报复心理。借款方与银行家之间的利益转移模式与施恩者施恩，受恩者报答的模式是完全一致的。只不过施恩者的身份变成了银行家，受恩者变成了借款方，而其中的恩变成了现实的金钱。钱由银行家的手中转移到借款方的手中，之后，又由借款方手中转移到银行家的手中。金钱的这一流转过程，与恩被施恩者施予受恩者，而后受恩者又将恩报答给施恩者的流转模式具有高度的相通性。

报复心及报复行为的存在，确保了在因他人行为而产生自身利益受损失时，人们能组织相应行为来讨回损失的利益。通常，人们都会采用激烈的言辞、威胁、暴力行为等从损害他们利益的人手中拿回属于他们的利益。尽管报复心指导下的行为往往会触犯法律，但当人们处于愤怒至极的情况下时，法律也挡不住他们要报复仇人的决心。

报复心理具有传递性。对某人的报复心和感恩心可以在血缘关系较近的两人之间传递或在关系极为密切的两个人之间传递。比如，父亲的仇人很可能也会成为儿子的仇人；父亲对某人心存感恩心，那么儿子受父亲感染或嘱托，也可能会对父亲的恩人心存感恩。历史上有许多世代仇家，两家之间的仇怨可能仅仅是因为祖父或其曾祖父之间有过一些不快的经历而已。

延伸阅读

日常生活中，人们承受着各种各样的压力。当压力达到一定程度以后，无论这种压力会造成急性的、创伤性的伤害，还是慢性或者低水平的困扰，都会影响到人们的情绪变化。如果不及时处理这种情绪，就可能造成创伤后应激障碍，进一步加重压力带来的心理不适症状。因此，为了消除心理压力的不良影响，人们应该及时宣泄自己的不良情绪。

4. 合理运用心理防御机制，建立自我保护

心理防御机制是指个体面临挫折或冲突的紧张情境时，在其内部心理活动中具有的自觉或不自觉地解脱烦恼，减轻内心不安和愤怒，以恢复心理平衡与稳定的一种适应性倾向。防御是精神分析理论中十分重要的概念，当自我觉察到来自本我的冲动时，就会以预期的方式体验到一定的焦虑，并尝试用一定的策略去阻止它，这个过程就是防御，也被称为自我的防御。防御主要是驱赶自我意识到的冲动、内驱力、欲望和想法，它主要针对能引起个体焦虑的欲望和攻击性。一般来说，防御是在潜意识里进行的，因此个体无法意识到它在发挥作用。通常来讲，个体防御机制运作的水平不同，导致的结果也不同。

心理防御机制也有其两面性，心理防御机制的积极意义在于它能使主体在遭受困难与挫折后减轻或免除精神压力，很快恢复心理平衡，甚至还能激发主体的主观能动性，激励主体克服困难，战胜挫折；其消极意义在于主体可能会因压力的缓解而自足，或出现退缩甚至恐惧，并因此导致心理疾病。

积极的心理防御机制能够帮个体摆脱痛苦，减轻愤怒和不安，恢复情绪，缓冲心理挫折，减轻焦虑情绪，并且还会表现出一种自信、愉快和进取的倾向。积极的心理防御机制的具体表现有四种：仿同、升华、补偿和幽默。

一、仿同

仿同是指个体在遭遇挫折时自觉主动地效仿他人的优良品质并获得成功的经验和方法，以此使自己的思想、信仰、目标和言行能更加适应环境和社会的

要求，从而在主观上增强自己获得成功的信念和勇气。比如，人们在学习的时候，可以将一些历史名人、科学家作为自己的仿同对象，这样就能从他们的人生经历、奋斗精神，甚至风度、仪表等各个方面获得勇气和力量，进而会发奋进取，战胜挫折。

二、升华

升华是指一个人因某些不可抗的原因无法达到原定目标，或者个人的动机与行为不被社会接受，于是，他们选择用另一种比较崇高的、具有创造性或建设性以及有社会价值的目标来代替，并借此来弥补自身因受到挫折而丧失的自尊与自信，减轻挫折带来的痛苦。

三、补偿

在社会生活中由于各种条件的限制和障碍，人们总是会有一些目标无法达成和实现。此时，行为主体往往会用新的目标来替代原有的目标，进而以现实取得的成功体验去弥补原本失败的痛苦，这是人们受挫折的补偿行为反应。比如，当我们在工作中某一项能力欠佳，于是我们便会着力于另一种自己较为擅长的能力，并努力使之变得越来越好，这便是心理防御机制补偿作用的一种表现形式，我们会因为补偿而相应地减轻消极情绪带来的压力。

四、幽默

当人们的处境变得困难或尴尬的时候，人格较为成熟、心理素养较高的人往往会选择以幽默的方式来化解尴尬的情景，对付困难的情况。巧妙地传达自己的意图，把原本十分困难的情况转变过来，成功地让自己摆脱困境、渡过难关，进而维护自己的心理平衡。幽默是一种积极应对挫折的防御方式。

与积极的心理防御措施相对的就是消极的心理防御措施，通常，消极的心理防御措施的表现包括文饰、潜抑、投射和反向。

一、文饰

所谓文饰就是文过饰非的行为反应。当个体无法实现追求的目标时，他们为了避免或减轻因挫折产生的焦虑，以及维护自尊，总是会从外部寻找某种理由为自己的行为开脱，这个理由可能能让自己自圆其说，但是从行为的动机来说，它并不是行为的真正理由。文饰行为在日常生活中经常发生。

二、潜抑

潜抑是主体的一种"主动遗忘"行为，这种行为与因时间延续过久而发生的自然遗忘不同，潜抑是个体为了免受现实意识的痛苦，在不知不觉中将自身不为社会接受的本能冲动、欲望、情感以及痛苦的经验等从现实意识中压抑到潜意识中去的方法。尽管这些不良情绪和痛苦经验被压抑到潜意识中，但是它们并没有消失，它们仍会给人们的生活带来潜移默化的影响。每当个体遇到相似的场景时，被压抑的东西就会冒出来，进而对个体造成更大的威胁和危害。潜抑会影响个体的正常活动，还会引起个体的心理异常和疾病。

三、投射

投射是人们将自己内心那些不被允许的愿望、冲动、思想、观念、态度以及行为转嫁到他人或其他事物上，以让自己摆脱紧张心理，从而达到为自己辩护、保护自己的目的。

投射与文饰在性质上比较接近，同样是以某种理由来掩饰自己的过失，但两者还是有区别的，在一般情况下，使用文饰行为来为自己开脱的人通常都非常了解自己的缺点，他们主要是找冠冕堂皇的理由来为自己的缺点辩护。

四、反向

通常而言，人们的个人行为方向和动机方向是一致的，即动机发动行为，促使行为向满足动机的方向进行。但是，当人们受挫后，其内在动机无法被社会容忍，可是由于他不敢正面表露自己的真实动机，于是就会从相反的方向将其表示出来。这种将自己一些不符合社会规范、不被允许的愿望和行为，以一种截然相反的态度或行为表示出来，以此来掩盖自己的本意，并达到减轻或避免心理压力的行为反应，就被称为反向。

反向行为由于与动机相矛盾，因此会给人过分夸张和做作的感觉。尽管反向可以在一定程度上掩饰个体的真实动机，不过，掩饰包含着压抑，如果长期运用这种方法，那么自我意识会从根本上扭曲，使动机与行为脱节，进而造成心理失常。

以上就是心理防御机制对人们的积极意义和消极意义。其实，人们对于心理防御机制的态度以及对防御机制运作的水平不同，会导致截然不同的结果。所以，人们应当学会合理运用心理防御机制，多使用积极的心理防御机制，摆脱痛苦，减轻愤怒和不安，恢复情绪，缓冲心理挫折，减轻焦虑情绪，进而建立起自我保护的意识。

延伸阅读

在现实生活中，有些人虽然倾尽所有精力进行心理自愈，但却发现自己不能在治疗过程中敞开心扉，治疗也因此会陷入僵局。以下几点建议会帮助化解这个难题。

（1）把自己想说的写下来。

（2）明确自己的目的是进行心理自愈，而不是娱乐你的治疗师。

（3）为每次心理自愈做好准备。如果在每次治疗前能进行充分的准备工作，就有可能在治疗中找到快速痊愈的方法。

（4）把治疗师看作自己的知己。

5．当报复心理已经产生，学会运用暗示的力量将其抚平

在生活中，我们每个人都产生过报复心理，多数人在经过冷静的分析和理智的思考后，并不会将报复心理演变为报复行为。可是也有一些人在报复心理的驱使下，无法控制自己的思想，以致出现了具有报复性的攻击行为。尽管我们无法完全避免报复心理的产生，可是失去理智、不计后果的行为却是可以避免的。那么，当报复心理产生的时候，应该怎样将其抚平呢？

此时，暗示是最好的方法。暗示是指用间接的方法诱使人按照一定的方式行动或接受某种信念与意见的心理过程。其特点在于暗示实施者不需说理论证，只要进行动机的直接"移植"即可；暗示接受者不进行分析批判，只需盲从地接受。暗示的种类很多，按其目的性分为自然暗示和有意暗示；按其作用效果分为积极暗示和消极暗示；按其方式分为自我暗示和他人暗示等。暗示方法也很多，言语、文字、表情、手势、物体、情境等均可用来作为暗示的手段。

暗示需要由暗示者和受暗示者共同完成，一般情况下，暗示者是主动的、自觉的，而受暗示者相对而言是被动的。在这方面，暗示与劝说十分相似，不过暗示并不是靠逻辑推理和理论论证，而是靠提示，从这一方面来讲，它与劝说又有不同。暗示与指示、命令也不相同，因为暗示不具有压力成分，它并没有要求别人非接受不可。因此，暗示者所暗示的内容一般都是比较简明的思想和行为，而对于相对复杂的理论思想或事物，就不能依靠暗示的力量了，而是

需要使用教育或说服等手段。

暗示通常可分为直接暗示、间接暗示、自我暗示以及反暗示。在这里我们需要用到的是自我暗示，此时暗示者和受暗示者是同一人，也就是我们自己。此时暗示信息来自于我们的身体内部，自己对自己发出刺激信息，影响自己对某事物的认知、情绪、意志和行为。

在进行自我暗示时，可以默不作声也可以大声说出来，还可以在纸上写下来，甚至可以歌唱或吟诵，每天只要进行十分钟有效的肯定练习，就能抵消我们许多年的思想习惯。自然，我们越经常性地意识到我们正在告诉自己的一切，并选择积极、扩张的语言和概念，我们就能越容易地创造出一个积极的现实。所以，当我们产生报复心理的时候，不妨对自己进行积极的自我暗示，比如，你可以对自己说"我是宽容大度的，我要宽容一切伤害过我的人"或者"我的心胸如此宽阔，不会因为这点小事而计较不休"，总之，选用的词语尽量是积极向上的，这样才能够达到积极自我暗示的效果。每天进行十分钟的积极自我暗示，很快我们的报复心理就会在不知不觉中消失了。

除此之外，我们还可以采取一些其他方法来缓解或消除自身的报复心理。

一、保持开阔的心胸，避免产生报复心理

报复心理者之所以产生报复心理，其根本原因就是心胸狭隘，不懂得宽容。如果有了宽容的意识，对于别人的批评、指责就会持有一种无所谓的态度。这样就可以拒报复心理于胸外。即使产生了报复心理，也能用宽容战胜它。这样也就不会让自己饱受报复心理的困扰，甚至使自己走上暴力犯罪的歧途了。

人生道路上遇到挫折是在所难免的，可如果我们有远大的理想、宽阔的胸襟、宏大的气量，那么，我们就不会在意那些鸡毛蒜皮的得失，心理承受力就会得到增强。一些以往伤害自己的事情也会显得微不足道，这样，报复之心自然就无法产生了。

二、学会自我调节，淡化报复心理

当我们遭受挫折或自尊心受到伤害时，愤怒之情会油然而生。这时，我们可通过自我心理调节加以淡化、转移。比如，我们可以选择暂时离开一下，让那些你看不顺眼的人或环境暂时离开你的视线；可以去做一些自己开心的活动来转移注意；也可以找知心朋友倾诉、请教，以宣泄心理压力，听听他人的评论、劝诫，冷静反思一下。经过冷静理智的反思与调节，你心中的怒火就会在不知不觉中熄掉大半，甚至烟消云散。

在生活中，如果我们凡事都往坏处想，那么就会越想越糟糕，越想越可怕，越想仇人越多，越想越难解脱。如果凡事往好处想，情况就大不一样了，当我们面对别人的批评和指责时，我们不会再怒气冲天，而是认为他们是关心自己才这样做的；自己的欲望不能全部被满足，是因为有些梦想不切实际或者自己努力不够；别人赖债或许是因为他们现在有实际困难。这样一想，什么怨恨都会跑得无影无踪了，心情也就自然平和了。

三、进行冷处理，避免过火的报复行为

如果上述两个方法依然无法缓解你的报复心理，那么，此时一定要先用理智驾驭住冲动的感情，冷静地思考自己打算进行的行为将会导致什么样的后果，充分意识到它将给他人及自己造成的伤害，要充分认识到报复行为所产生的严重后果。因报复心理引发的暴力犯罪尽管能平泄心中的怨恨，然而在伤害他人的同时也毁灭了自己；既给别人的家庭造成难以弥补的损失，同时也给自己的家庭和亲人带来严重的创伤，更重要的是给社会带来了不安定的因素，这一切都是不堪想象的。因此想到这样严重的后果，就应该收敛自己的报复心理。

报复的方式有多种多样，其中有野蛮的暴力报复，也有文明的精神惩罚。如对人的冷淡、鄙视以及语言的羞辱都可能达到让对方遭受精神痛苦的效果。除此之外，还可用自我升华的方法来实现报复的目的。比如，如果有人曾经嘲笑你无能，你因此发奋图强，最终在学识事业上超过对方，到那时候会让对方感到自惭形秽，这样既可达到报复的目的，也能促进自己的进步。因此，在报复方式的选择上宜慎之又慎，避免暴力或语言的攻击，最好通过自我发奋或教育对方的方法让对方自我省悟。

四、要树立信心，寻找正确的途径解决问题

如果自己确实是因为另一人受了委屈，或者利益受到了损害，那么应该寻找正确的途径予以解决。不论怎样一定要树立信心采取积极方式解决，而不应该采取消极的处理方式。因为消极的方式是无法解决问题的，只有采取积极的方式，才能办好自己想办的事情，维护自己的利益。

延伸阅读

商品也是报复心理在日常生活中的一种表现形式。

商品能够满足人们的需求，是一种利益。利益交换主导了整个商业，是商业的灵魂。而主导利益交换的则是人人都有的报复心理。

如果顾客付出金钱，而得不到商家提供的商品，那么顾客会出于报复心理要求商家返还自己的金钱。而如果商家为顾客提供了商品而顾客并没有支付金钱，那么商家出于报复心理会要求顾客付出利益金钱，甚至还会对顾客做出某些过激的报复行为。

第七章
支持疗法帮你驱走强迫的魔鬼

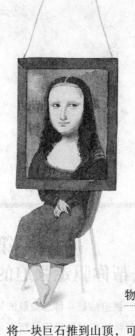

古希腊神话中有这样一个悲剧人物——西西弗斯。他被诸神诅咒，要将一块巨石推到山顶，可是每次他将巨石推到山顶的时候巨石又会自动滚落下来。于是，西西弗斯只得重新开始。这种徒劳无功、毫无指望的苦役实在太可怕了。在现实中有无数个西西弗斯存在于社会角落中，他们每天都要承受着来自"巨石"的无尽折磨，陷入一种无意义且令人感到沮丧的重复想法中，他们不堪其扰，但是又摆脱不掉，他们就是强迫症患者。

1. 强迫障碍的诱发机制有哪些

在罗杰斯很小的时候，他的父母便离婚了，他跟随父亲一起生活，由于父亲平时工作很忙，便把他送到了乡下的爷爷家。罗杰斯的爷爷患有轻微的强迫症，而且脾气不是很好，对罗杰斯的管教也非常严格。他规定罗杰斯每天早上必须六点起床，否则他就会对罗杰斯大骂，说他太懒惰。罗杰斯主动帮助他做家务，他会说罗杰斯像个女孩子，没有男子汉气概，可是当罗杰斯在一边玩的时候，他又会说罗杰斯自私、不知道帮忙。在爷爷面前，罗杰斯感觉自己怎么做都不对，他很害怕爷爷，总是担心自己因为事情没做好而被爷爷责骂。

有一次罗杰斯和朋友一起踢足球，不小心把爷爷家的玻璃给打碎了，爷爷为此十分生气。他大声地斥责罗杰斯，说他什么都干不好，整天只知道给自己添乱。就在这时，罗杰斯不小心打了一个嗝，没想到这个嗝引起了爷爷更大的愤怒，他抬手打了罗杰斯一巴掌，并且狠狠地说："如果没有你的话，我的生活该多么清净！"罗杰斯低下头，再也不敢发出任何声响。

从此之后，罗杰斯就会不由自主地开始打嗝，而且在越是紧张的环境下，他打嗝的状况就会更加严重。罗杰斯就这样在不知不觉中患上了强迫症。

强迫性障碍的诱发机制至今尚不明确，但是有大量的研究表明，遗传因素、性格特点、不良事件、应激因素等都与强迫症的发病有一定的关系，而且与患者的性格特点有密切的关系，比如过分追求完美、做事犹豫不决、过于谨慎、固执等不良的个性特征都容易导致人们产生强迫症。

一、遗传因素

有研究显示，强迫症具有家族遗传聚集性，患者近亲中强迫症及亚临床强迫症的患病率高于普通人群。对双生子的调查研究也显示强迫症与遗传有关。

在上述案例中，罗杰斯的爷爷也患有轻微的强迫症，尽管没有直接的证据表明罗杰斯患强迫症就是遗传自他的爷爷，但是这种可能性也是不能被排除的。

二、人格特征

人格特征在强迫症的发病中起了相当一部分作用。而且在临床中也观察到，大约有2/3的患者在发病前就已经存在强迫性人格，而且其同胞、父母及子女也大多都具有强迫性人格特点。强迫性人格特征的具体表现就是拘谨犹豫、追求完美、谨慎细心、严肃刻板、办事井井有条、力求一丝不苟、十分注重细节。

三、社会心理及精神因素

社会心理因素是导致强迫症产生的不可忽视的因素。当人们的身体状况不佳或者长期处于身心疲劳的状态时，有可能会促使具有强迫性人格的人出现强迫症。环境的变迁、工作紧张以及家庭不和等因素会使患者长期感到紧张不安，最后诱发强迫症的出现。而且，强迫症的内容与患者面临的心理社会因素内容有一定的联系。

在上述案例中，罗杰斯父母的离异、被送到爷爷家寄养以及爷爷对罗杰斯的管教等问题，都是他发病的重要原因。因为罗杰斯的精神长期处于压抑的状态，而且这种状态因为外在的社会因素又不断地被强化，长此以往，就形成了强迫症。

四、生化因素

在神经生化方面，通常强迫症患者的神经—内分泌系统功能紊乱，这会造成神经递质失衡，从而出现各种强迫症状。我们的大脑之所以能够实现各种生理功能，主要是通过各种不同神经递质的传递来实现的。研究发现，强迫症患者体内往往会有5-羟色胺、多巴胺及西格玛受体，以及中枢谷氨酸能神经元功能障碍。5-羟色胺能神经系统活动减弱会导致强迫症的产生，因此用增多5-羟色胺生化递质的药物可以改善强迫症状。

五、素质尤其是病前人格

大约有2/3的强迫症患者在发病前就拥有强迫性人格或者精神衰弱。其主要表现在：力图保持自身和环境的严密控制，过分注重细节，不论做什么事情都力求准确、完善，可是即便如此他们还是会有"不完善""不安全"和"不确定"的感觉。他们的外在表现或为循规蹈矩、犹豫不决、依赖顺从，或表现为倔强偏执、一成不变、脾气暴躁。

以上几个方面大致就是诱发强迫症的机制。强迫症的主要表现就是反复思考一些想法或者反复进行一些没有必要的行为。不过，在日常生活中，几乎每个人都会有一些重复的行为或者有既定顺序的动作，比如人们在外出的时候，总是会反复拉几下门以确保门被锁好了。像这样的正常的重复行为并不算是强迫症的表象，因为这种习惯是为了提高效率或者确保安全，并且它没有让人感到痛苦，也没有影响人们的正常生活。所以，对于这样的重复行为大可不必担心。

不过，有几种疾病的症状表现与强迫症极为相似，在进行自我判断的时候一定要能够与之区别。

一、精神分裂症

精神分裂症患者有时也会产生强迫症状，不过他们并不会因为强迫表现感到苦恼，更不会选择主动寻求治疗，有时甚至会给人一种他们十分享受强迫症状的错觉。通常精神分裂症患者强迫思维的内容都十分怪诞离奇，并且伴有幻觉妄想等精神病性症状，一般情况下比较容易与强迫症区分。不过，强迫症程度较深的患者有时也伴有短暂的精神病性症状，所以，对待这两者还是应该注意辨别的。

二、抑郁症

抑郁症患者有时伴有强迫症状，而强迫症患者有时也会产生抑郁的情绪，两者之间的差别并不是十分明显，鉴别的主要方法就是识别哪些是原发性的症状、哪些症状出现在先。如果患者最早表现出抑郁症的症状，即便到后来伴有强迫症的症状表现，患者罹患的精神障碍依然是抑郁症，反之亦然。

三、焦虑症

焦虑症的主要症状表现就是感到焦虑，而强迫症患者也会有焦虑的感觉，不过强迫症的焦虑多是因为强迫思维的反复出现或者强迫行为无法得到实施才出现焦虑现象，强迫症的焦虑是有特定对象的，焦虑症患者表现出来的焦虑往往都是无缘无故的、没有特定对象的焦虑。所以，这两者的区分还是较为容易的。

四、药物引起的强迫症状

一些用于治疗其他疾病的药物如氯氮平在治疗精神分裂的过程中可以引起强迫症状，不过患者并不会因此而感到苦恼，而且强迫症状会在患者停药后逐渐缓解直至消失。

五、器质性精神障碍

如果人们大脑的某些部位发生器质性病变，患者就会出现强迫症状，比如患者有脑出血或者脑梗死的病史，那么就有可能会出现强迫症状。所以，患者在就诊时一定要告诉医生自己是否患有脑血管疾病。

延伸阅读

儿童强迫症的治疗方法主要有三种，第一种是药物治疗，这是治疗强迫症的主要方法之一。第二种是心理治疗，心理医生会根据患儿的具体情况选择不同的治疗技术，比如阻止反应、焦虑处理训练等。第三种是家庭治疗，这种方法父母婚姻出现问题或家庭成员之间角色混乱的患儿。家庭治疗主要是将家庭成员纳入治疗系统当中，让所有的问题都呈现出来，针对父母进行咨询指导，消除父母的焦虑，并纠正其不当的养育方法，重新组织家庭关系，以此减轻患儿的强迫性行为。

2. 强迫障碍的主要表现

如果强迫症程度较重，就会严重影响人们的现实生活和工作。没完没了、单调重复的行为动作支配了患者每天的生活，尽管患者一直在本能地自我提醒，告诫自己不要陷入这种愚蠢的行为中，但是他们却无法自制，难以忍受的不安、恐惧以及奇异的念头一直浮现在脑海中，不管怎么努力也没有办法将这些怪异恐惧的念头从脑海中驱逐出去，这些症状不断困扰着患者。

我曾经接待过两位强迫症患者。第一位是一名15岁的少女，名叫贝蒂。她来到我的诊疗室的时候战战兢兢、泪眼婆娑，就像一只受惊的小兔子。原来贝蒂的邻居养了两条狗，小姑娘觉得很害怕。小孩子怕狗其实是很正常的事，只要对其进行正确的疏导就可以消除。可是贝蒂的妈妈却认为这是一件很丢脸的事，因为贝蒂不如其他的孩子勇敢，于是，她经常指出贝蒂的这条"缺点"，妈妈越是指责，贝蒂就越紧张，到最后竟然发展到夜不能寐。贝蒂也对曾经暗示自己"狗没有什么好怕的"，可是越这样想，贝蒂就越会想到狗的可怕之处。

第二位是一名18岁的少年，名叫亚伯。亚伯的父母都是老师，所以他们对亚伯的要求一直都十分严格，而亚伯也经常担心自己会出错，招来父母的责骂。于是他做每件事的时候都十分谨小慎微，做完之后一定要不断地检查几次才敢向父母汇报。时间一久亚伯就发现自己不论做什么事情都要仔细检查好几遍才放心，而且一旦中途出错，就必须重新开始，否则自己就会变得十分焦虑。

贝蒂和亚伯的症状表现分别代表了强迫症的两种主要表现形式：强迫思维和强迫行为。其中，强迫思维又可分为强迫观念、强迫情绪以及强迫意向。

强迫观念即某种联想、观念、回忆或者疑虑等顽固反复出现，患者无法对其进行控制。他们有时会被一种强迫思维所困扰，患者在生活中会反复地出现强迫观念，不过他们的自知力是完好的。当一个念头在脑海中闪现的时候，如果人们不去在意它，那么它一闪而过之后也不会有什么影响，但是强迫症患者却会因为这个念头一整天都感觉不舒服。

强迫观念主要表现在以下几个方面：

一、强迫怀疑

强迫怀疑几乎贯穿所有的强迫症状，患者总是会反复怀疑自己的言行是不是有错误，他们会因此而出现强迫回忆、强迫追问、强迫调查、强迫洗涤等一系列的强迫行为，而这种怀疑也会加重患者的焦虑感。即便患者自身十分清楚地知道他的怀疑是毫无道理的，但是他的理智却始终说服不了感觉。患者必须要通过实际行动来核实自己的怀疑，只有反复进行回忆或者行为上的核对才能够缓解自身的焦虑和不安的感受。

二、强迫性对立观念

患者的脑海中经常会出现一些自己不愿意涉及的思想和看法，这些思想与看法与患者自身的三观是有出入的，属于一种对立思想，比如患者总是认为背后议论他人是一种极为恶劣的行为，但却总是想到自己议论他人的情况；患者想要去买一件绿色的衣服，但是他的大脑却一直在想买一件红色的衣服。这种与患者主观意识相违背的思想往往让患者感到十分痛苦。可是患者越是对这种思想进行压制，它就会变得越发活跃，甚至会占据思想的主导地位。

三、强迫性穷思竭虑

这方面的强迫观念主要表现在对一些毫无意义的问题反复进行思考和追问。比如"先有鸡还是先有蛋""地球为什么不是方形的""太阳为什么会东升西落"等，患者整天受这些问题的困扰，他们的正常思维和生活都受到了极大的影响。患者自己也知道这种思考是毫无意义的，但是他们却没有办法停下来，他们必须不停地思考，希望找到一个合理的答案，然后才能停止思考。

此外，强迫症患者有时还会出现想要强迫自己做某些事情的冲动，这便是强迫行为。强迫行为往往是患者为了减轻强迫思维产生的焦虑而不得不采取的行动，患者明知是不合理的，但还是会做。强迫症患者的强迫行为通常体现在以下两个方面：

一、强迫仪式动作

在强迫仪式动作中又包含了两个方面，一方面是指患者对自己的行为习惯设定一定的规则，比如不论饭碗的大小，在盛饭的时候只盛三勺；走路的时候必须先迈右腿；吃东西的时候一定要先从最小的开始吃等。强迫仪式的另一个方面是指患者会将自己的强迫行为不断增加，最终组成一套有先后顺序、有特定规则的强迫行为，比如患者在洗手的时候一定会严格遵守先洗手指再洗手心，然后是手背，最后洗手腕的顺序，这其中的顺序一点也不能乱，否则就要重新开始做一遍。而且，强迫症的程度越深，患者的强迫仪式行为就越是烦琐，他们的强迫怀疑也就越严重，所以即便过程没有差错，患者也会在怀疑中重复地来做这套动作，直到自己感到满意为止。

二、强迫洗涤

随着患者症状的加深，患者的洗涤条件、洗涤时间也会增加。比如原来用肥皂洗五分钟就可以了，但随着症状的加深，患者就想要用去污能力更强的洗涤用品，洗手的时间也会逐渐增长，严重时患者有可能会由洗手发展为洗澡，由洗衣服发展为洗床上用品、家具等。

强迫症状者除了以上表现之外还具有以下几个特点：

（1）所有的强迫症状都是患者自身的思维或冲动，并非外界强加的。

（2）必须至少有一种思想或动作仍在被患者徒劳地加以抵制，即便患者已经不再对其他的症状加以抵制。

（3）实施动作的想法本身会令患者感到不快，可是如果不实施这个动作就会使患者产生极大的焦虑。

（4）某些想法或冲动总是令人不快地反复出现。

有些患者的强迫症偏重于"确认"，他们总是"热衷"于检查电灯是否关上、房门是否锁好，他们不厌其烦地一遍一遍检查确认，有时甚至能够达到上百次，他们总是在机械地重复着同一个动作。而有些患者的强迫行为偏重于"对称"，比如，他们总是想要数清楚自己两只眼睛的睫毛数，左右两边的数目必须要相等，不然他们就会感到焦虑和不安；在往两个杯子里倒水的时候，其水位必须是相同的……总之，他们在这些不必要的琐事上面花费了大量的时间和精力。更多强迫症患者的症状现象是"洁癖"，比如，患者们害怕皮肤沾上细菌，于是就不断洗手；反复清洗家具，使它们始终一尘不染。尽管强迫症患者的表现形式千差万别，但他们都有一个共同的特点，那就是不相信自己的判断力。

手和家具已经洗得很干净了，电灯和房门也都已经关好了，可是他们始终都不相信自己的眼睛看到的一切，他们刚检查完毕就又开始充满不安地清点着、检查着、重复着。他们不论在什么时候都没有办法从这种不安焦虑的状态中解脱出来。就连患者自己有些时候都会自问："我什么要这样做？为什么会出现这种奇怪的现象？"即便他们这样想着，可内心深处仍然有一股巨大的力量在"逼迫"着他们不得不这样做，他们感到痛苦，可是却无法控制这股神秘的力量，这就是强迫症的本质。

几乎所有的强迫症患者为了不让身边人对自己的苦恼和强迫行为有所

延伸阅读

所谓并发症就是在一种症状的基础上由于某种原因演变的另外一种症状，强迫症如果不注意治疗的话，也是可以引发并发症的。

强迫症合并抑郁是强迫症最为常见的并发症，占据了强迫症并发症的48.8%。

强迫合并焦虑障碍，其特点主要是精神性焦虑。而且，强迫症可以横多种焦虑障碍，有大约24%的强迫症患者合并社交恐惧症、单纯恐惧症等恐惧障碍，但是广泛性焦虑和惊恐发作却相对较少。

察觉，常常故意将自己的问题隐藏起来，他们会选择在众人看不到的地方，机械地重复那些毫无意义的行为，然后他们才能很好地履行社会义务，以掩盖他们的症状。强迫症患者的症状秘密化是其显著的特征。

至于这种谜一样的心理强迫症状是怎样发生的，科学研究至今也无法完全解明，但是大量的科学研究结果都共同确认了一点：强迫性障碍是脑的前额叶和大脑基底核心部分的异常所引起的。强迫症状的来由很神秘，它就像是黏液一样，一下黏到人身上，几经治疗但都收效甚微。有些时候患者自己也不知道为什么，在以后的某个时刻它又消失得无影无踪。

3. 强迫障碍的易感人群有哪些

强迫症是一种神经性官能症，是一种常见的心理疾病，强迫症患者经常处于痛苦的状态中，使他们的工作生活都受到很大的影响，有些病情严重的患者还需要向专业的医生寻求治疗。能够引发人们强迫症的因素有很多，比如遗传因素、社会心理因素、生化因素等。除此之外，性格也是引发强迫症的重要因素之一。相对而言，生活中有些人更容易患有强迫症，有些人则不容易患有强迫症，而且有专家表示，高智商人群容易成为强迫症的发病对象，很多强迫症患者具有严格的自律性和高度的责任感，那么强迫症的发病具体与哪些性格有关系呢？

一、偏执型人格

具有这样人格特征的人通常都无法忍受生活中轻微的过错和事物，他们不允许有丝毫的杂乱和污秽，他们讲究整洁和秩序，身边的一切事物都会仔细检查、反复核实。这种做法其实是一种优点，可是由于他们的行为表现过度认真、拘谨和执拗，使他们的行为表现缺少了灵活性，显得过于刻板，因此他们长期处于紧张和焦虑的状态中，很少有自由悠闲的心境。

在生活中，他们过分地强求有规律的作息和卫生习惯，身边的一切都必须是井井有条的，甚至就连书柜里的书、衣橱里的衣服、抽屉内的物品都要摆放排列得整齐有序，干干净净。他们的这些行为看上去是认真做事的表现，但他们通常为此要花费大量的时间，进而影响自身的工作和个人休息，时间久了偏执型人格的人就容易患上强迫症。

二、内心脆弱

如果一个人的内心过于脆弱，那么他的应变能力一定很差，无法适应环境的改变，一旦身边的环境发生了改变，就会给他们的心理造成很大的压力，进而会产生恐慌焦虑，于是他们就会去寻找让自己摆脱焦虑的方法，时间一久强迫症就自然而然地形成了。

三、容易颓废

有畏难的心态，总是觉得自己无法完成或者不能忍受持续做一件事，于是就无限期地将事情往后推迟，总是会有想要放弃的心态。具有这种性格的人也容易患上强迫症。不过此种性格的人是可以避免患上强迫症的，在早期发现症状的时候，积极寻找一切能够寻找的帮助，设法降低所做事情的难度，并且争取取得进展，一定要遏制自己想要放弃的心态，每天能多做一点就多做一点。这样一来就能够避免强迫症的发作。

四、完美主义

具有完美主义性格的人一向都是追求完美的，他们总是会对自己提出许多不切实际的要求，但是又会为自己达不到完美的标准而感到恐惧，这种矛盾让他们时刻处在焦虑的状态中。当他们长期处于精神紧张的状态中，内心的压力得不到合适的办法消除时，他们就感到一种自我挫败感，于是，就有可能会产生强迫症状的表现。

五、肛门人格

具有此类人格特征的人都具有爱整洁、吝啬和固执这三种性格特征，如果人们在2~3岁时的教育过于严苛，那么就容易形成肛门人格，具有这种人格特征的人是比较容易患上强迫症的一类人。

肛门人格的本质是权力欲，凡是具有这种性格特征的人都声称自己是理智的，是讲道理的，其实这都是他们的手段，而他们最终的目的就是权力。有调查显示，几乎所有强迫症患者都有强烈的权力欲，他们固执、刻板，又喜欢拥有支配权。

六、喜欢空想

很多强迫症患者在发病前都已经表现出了喜欢空想的性格特点，他们不约而同地表明自己是"思想上的巨人，行动上的矮子"。很多强迫症患者都喜欢空想，但他们却惧怕将自己的想法付诸实践。

七、强迫症人格

强迫症人格可以分为两种类型，一种是多疑虑，缺乏断绝力，犹豫不决，表现类似于轻微的强迫症；另外一种是固执、倔强、易激动、脾气坏、缺乏决断能力。第一种人表现为做事迟缓，遇事迟疑不决；第二种人表现为固执求全。不过这两种类型也有共同点，那就是他们都具有善良、注重细节、要求准确、爱整洁的特点。

强迫症人格的形成除了与遗传有一定的关系之外，家庭教育与社会环境的影响也发挥着重要的作用。如果孩子的父母具有强迫个性，那么在孩子的成长过程中就会受到潜移默化的影响。有些家长并没有强迫人格，但他们的孩子却患了强迫症，这多是因为在孩子成长的过程中父母对孩子的教育方式不当，过分苛刻会使孩子养成谨小慎微、优柔寡断的性格，这种性格特征极易形成强迫症。

人格特征除了使人们患上强迫症之外，还会影响患者的治疗效果。所以，家长应该在孩子尚小的时候就注意培养他们的个性，不要对孩子给予过多的苛求，给孩子营造一个轻松健康的成长环境。对于那些已经患有强迫症的人们来说，一定要注意自己的心理健康，必要时可以向医生寻求帮助。

延伸阅读

歇斯底里症通常是由精神高度紧张或恐惧导致的，比如童年时期的创伤性经历，遭受精神虐待或者躯体摧残。另外，一些生理上的原因如疼痛、发热、劳累都可能引起精神紧张、恐惧而产生心理上的歇斯底里。

歇斯底里是一种完全可以治愈的心理障碍。患者要消除心里的各种疑虑，积极配合医生的治疗，尽情宣泄自己压抑的情绪，加强心理素质的锻炼，理智地面对一切挫折，积极克服性格上的软弱。

4．自我心理疗法是强迫症的"天敌"

如今治疗强迫症的理论和方法有很多，心理咨询师也有很多，但强迫症并非是由某种理论和方法或某个心理咨询师就能治愈的，强迫症真正的痊愈其实是由患者自身完成的。所谓"治疗"，其实就是咨询师帮助强迫症患者认识强迫、理解强迫，然后以正确的态度和适当的方法来对待强迫和处理强迫的过程。

在进行自我心理治疗前一定要先认识三个自我，分别是真实我、现实我和理想我。

真实我是一个人的真实人格。个体带着父母的遗传基因出生后，经过后天的社会化过程，逐渐形成了对环境自动自发的反应模式。其实，真实我是本我与超我的结合，是一个人成长经历的缩影，能够真实反映一个人的身体和心理。真实我是个体处在"无我"状态时，自身所有的经历和经验经过"情感内化"原则而形成的一种自动自发的选择模式。

现实我是正在思考着和行为着的个体，现实我是主体的自我，是行为的执行者。

理想我是在个体的自我觉醒后，通过想象设计的、并加以追逐的理想人格模式，并通过意识的指令对现实我施加影响。理想我是虚幻出来的人格，是主体想象出来的样子，通常会在青春期自我意识觉醒后才会出现。

理想我是一个人通过努力要达到的目标，真实我是在现实理想的过程中表现出来的真实的样子，理想我是基于对真实我的不满，在头脑中想象出来并加以追逐的样子。

患者要想成功地自我治愈强迫症，首先要有充分的认知和领悟，无条件接纳真实我。真实我是一个人原本的样子，他固然有很多的缺陷和弱点，但是他同样也具备足够的智慧，相信他自动自发的反应，尊重自己的第一选择。在人们所有的性格缺陷中，完美欲和虚荣心是造成人们对真实我压制和排斥的元凶，人们对其他的性格缺陷可以不去理会，但是唯独不能不在意完美欲和虚荣心。

其次，要认识症状的"意义"，要认识其病理性、过度性、虚幻性和表演性。在接纳的前提下灵活应对，但不以应对症状为中心。强迫观念以接纳为主，强迫行为或强迫动作则以克制为主，不论是接纳还是克制，不论结果成功还是失败，在结束后都不要对其作出评价，不要悔恨、自责和忧虑，迅速转移自己的注意力。患者一定要接受那些让自己感到恐惧的情绪，强化正确的认知，遇事不逃避，勇敢面对所怕的事物。欲望和焦虑是一个事物的两个方面，是一种共生共存的关系，所以，患者如果想要消除焦虑感，首先要消除自身的欲望。

再次，一定要明确理想我并不是自身的奋斗目标。理想我是自我想象出来，并加以效仿和追逐的理想的人格模式，但它却不是人生的理想和奋斗目标。所以，在生活中我们要尽量淡化理想我，做真实的自己。理想我与真实我一起组成了一个人完整的人格，我们在日常生活中的所作所为，都是出自它们其中一方，所以没有理由不接纳它们任何一方。

最后，我们必须壮大真实我才能达到治愈强迫症的目的。要壮大真实我，只有通过长期的认知领悟和行动，化解自身的恐惧感才能做到。在进行自我治愈的时候一定要为自己定好位，给自己树立一个切实可行的奋斗目标，停止内心的争斗，把所有的能量都放到生活和工作中，患者的强迫症状就会在不知不觉中得到缓解和蜕化，其自身的缺陷也将得到补偿，所有的一切都在悄悄改变。不过自我治愈的道路是十分曲折的，患者们进行自我治愈时一定要坚持。

自我心理疗法分为三个步骤：认知、接纳和行动。

第一步，认知

强迫症患者都难逃一个"怕"字。而"怕"可以分为两个层面，一个是感觉层面上的怕，而另一个则是观念层面上的怕。感觉层面的怕都是真实的，是要求我们必须无条件去理解和接纳的，可观念层面的怕大部分都是虚幻的，所以我们不能将观念层面的怕与感觉层面上的怕等同起来，这无疑是虚幻的。

要想觉察并看穿这个虚幻性，要知道自己究竟怕什么，多问问自己"我是怎样的一个人，我怕什么，为什么会感到害怕，它真的有这么可怕吗"或者"我内心真正的愿望是什么，我的目标和理想是什么，我的优点和缺点又是什么"，或许就能找到答案。要想真正看穿这个可怕的虚幻性，就要积极地接受恐惧、进入恐惧和体验恐惧。然后，建立并保持积极的思维和行动。

患者在认知领悟的基础上还要实现以下两个转换：

（1）从参与者到观察者的转换。一直以来强迫症患者都是强迫的参与者，他们在不知不觉中被卷入其中，然后越陷越深。从现在开始，患者要努力让自己从参与者的角色中分离出来，让自己变成一个观察者的角色。患者可以一直不断地给自己暗示"我不是强迫的参与者，而是一个观察者，我透过强迫的表现发现了真实的自己。我是独一无二的，发生在我身上的一切都是有意义的，经历过强迫后，我对自己、对人生、对生命都看得更加透彻，我会活得更加真实，更有意义"。

（2）从对理想我的追求转化为对理想的追求。由于患者总是会以理想我自居，所以他们会对真实我产生强烈的抗拒心理，他们试图变成理想我的样子。强迫症患者总是试图通过追逐理想我，来实现自身的理想，但是他们却不知道这样的做法只会与自身的理想南辕北辙。所以，患者的正确做法是放弃追求理想我，张开双手接纳真实我，勇敢去追求自己的理想。

第二步，接纳

接纳要求患者能够在宏观上建立起无条件接纳真实自我的态度，把消极负面的东西放到一边，保持积极的思维和行动。接纳不是一种方法，而是一种智慧的心态。接纳并不是简单的事情，千万不要强迫自己去接纳，也不要因为自己没有接纳就感觉自己好不了了。在生活中，只有不停地实践和锻炼，人们各方面的能力和素质才会有所提高，我们的缺陷或缺点才能得到补偿。

第三步，行动

主动去想或者去做强迫之外的事情，通过行动来释放自身压抑的能量，这样就能使症状渐渐失去表达的意义。"怎样做"在强迫症的自我治愈方面是十分重要的一点，因为"怎样做"需要我们去行动，不需要思考，而强迫症患者恰恰就在这个环节出了问题，通常他们还没有开始做就在反复思考应该怎样做。所以，当我们在遇到这种情况的时候，一定要让自己先开始做，然后再根据自身的感受和经验进行调整。

在进行自我治愈的时候，患者不要过于在意和关注具体的症状。当强迫症状出现的时候，我们的应对策略也是灵活多样的，千万不要只拘泥于某一种方法。

延伸阅读

有研究人员提出，强迫症与抽动症是同一基因的不同表现形式，并且也有不同的性别表达，其中男性更容易表现为抽动障碍，而女性则容易表现为强迫症。

而在遗传学方面，经研究后发现，在强迫症患者的同胞抽动障碍的患病率会有显著增高。不过，强迫症患者的一级亲属抽动障碍的患病率并没有明显地增高，但是患有合并抽动障碍的强迫症患者的亲属患病率高达90.9%

5. 克服心理障碍的经验

所谓心理障碍就是在心理活动中出现的轻度创伤，是在特定的情境和时段由不良刺激引起的心理异常现象，属于心理活动中暂时性的局部异常状况。如果人们长期持续的心理障碍得不到适当的调适或者无法从中摆脱出来，那么就极易导致精神疾病的产生。

既然心理障碍对人们的影响如此巨大，那么我们应该怎样克服心理障碍呢？

一、精神胜利法

当我们的事业、感情不尽如人意的时候；当我们因在生活工作中得不到合理对待而伤感的时候；当我们无端遭到他人的人身攻击或不公正的评价而感到气恼的时候，不妨使用自嘲和自我安慰的方法来调适失衡的心理。

二、难得糊涂法

这种方法能够让我们的心理环境避免遭受侵蚀，它就像保护膜一样呵护着我们的心理。很多时候，在面对一些非原则性的问题上"糊涂"一下，并非是一件坏的事情。只有以恬淡平和的心境去面对生活中各种各样的紧张事件，我们才不会受到外界过多的伤害。

三、随遇而安法

生活中，我们总是会遇到一些不顺心的事，而且生老病死、天灾人祸都是我们无能为力的事情，所以我们不妨以恬淡、随遇而安的心境面对这些事情。此时，你会发现自己拥有一片宁静清新的心灵天地。

四、幽默人生法

当我们在生活和工作中受到挫折或者处于尴尬紧张的境况中时，我们可以通过幽默的语言或行为来化解这样的困境，以维持自身的心态平衡。幽默素来有人际关系润滑剂的美誉，它能够让人们沉重的心境变得豁达和开朗。

五、宣泄积郁法

宣泄是人们一种正常的心理和生理需求，所以，当我们感到悲伤和忧郁的时候不妨与身边的朋友和亲人倾诉一下，或者去做一项自己喜欢的运动等，这样能让我们的心理有一个缓冲，免受生活的伤害。

六、音乐冥想法

当我们的情绪明显变得焦虑、抑郁、紧张和不安时，我们不妨放一段自己喜欢的音乐，在音乐的伴随下进行一段冥想，这有助于我们平复情绪，修复受伤的心灵。

以上六个方面是我们在克服心理障碍时效果显著的方法，我们既然知道了治疗的方法，也要对心理障碍的表现形式有一个大概的认知。心理障碍的临床表现主要体现在以下三个方面：

一、急性应激反应

这是指一类因极其严重的躯体或心理应激因素而产生的短暂精神障碍。通常，人们在受到应激性刺激后几分钟至数小时内发病。这个应激源可以是个人难以承受的创伤体验，比如自然灾害、交通事故等，也可以是个人社会地位的急剧改变。

如果受到应急刺激的人同时存在躯体状况衰竭，那么发病的概率也会增加，症状会因个体易感程度和应对能力而有所变化。

二、慢性创伤后应激障碍

这种应激障碍属于灾难性打击的远期心理功能障碍，其远期性主要表现在两个方面，一是病程迁延可达多年；二是发病与创伤性刺激的时间间隔延迟。其临床表现大致与急性应激反应相同，但是相比于急性应激反应，慢性患者会反复出现创伤时体验或者"触景生情"的痛苦，这就会导致患者的社会功能缺损，症状固定化和习惯化。

三、适应障碍

适应障碍通常是指一种出现于对明显生活改变或应激性事件的后果进行适应期间，主观感觉痛苦和情绪紊乱的状态，通常会导致患者职业或社会功能的损害。其主要症状包括抑郁、焦虑、烦躁、不安等情绪障碍，同时感觉自己无法应对现实的处境、不愿与人交往、睡眠不佳、食欲不振等生理功能变化。通常，患者的病程不会超过6个月，他们的精神障碍会随着对改变的适应而逐渐消失。

我们可以对照上述三个特点来确认自己是否患有心理障碍。还有一些学者专门制定出几条心理健康的标准。

一、充分的安全感

安全感需要多层次的环境条件，社会环境、自然环境、工作环境等都是我们需要的环境条件，家庭环境对人们安全感的影响是最为深远的。因为家是人们心灵的港湾，只有有了家，人们才会感到安全。

二、充分了解自己

这是指我们是否能够客观地分析自己的能力，并对其做出恰如其分的判断或分析。能否对自己的能力做出客观正确的判断对我们自身的情绪有很大的影响。如果我们过高地估计了自己的能力，就会勉强去做很多超出自己能力的事情，这样一来我们就很难达到预期的结果，从而使自己遭受失败的打击。如果我们过低估计了自己的能力，自我评价就会变低，这就会导致我们缺乏自信，进而产生抑郁情绪。

三、生活的目标一定要切合实际

我们要根据自身的实际情况来制定生活目标，同时还要能给自己留有余地。自身的经济能力、家庭条件以及相应的社会环境等都是我们在制定生活目标时要考虑的因素。

四、要与外界环境保持接触

与外界环境保持接触包括三个方面，分别是社会、自然和人的接触。这样不仅可以丰富自己的精神生活，也可以及时调整自己的行为，以便更好适应环境。

五、保持个性的完整与和谐

能力、兴趣、性格与气质等个性心理特征必须是和谐统一的，这样人们才能在生活中体验出幸福感和满足感。一个人如果不喜欢自己的工作或者自己的性格不适合这份工作，即便他有着很强的能力，也未必能够感到幸福和满足。反之，如果一个人对自己的工作十分感兴趣，但他自身的能力却很差，工作起来力不从心，那么他也会感觉十分烦恼。

六、一定要具有学习能力

在现代的社会生活中，人们为了能够适应新的生活方式就必须要不断地学习，唯有如此我们才能跟得上社会发展的速度，也只有这样，我们的心理才能处在一个相对平衡的状态中。

七、保持良好的人际关系

人际关系的形成包括知识、情感、行为三个方面的心理因素。人们在情感方面的联系是人际关系的主要特征，人际关系的协调与否对人的心理健康有很大的影响。

八、能适度地表达和控制自己的情绪

人们在面对不愉快的情绪时，必须要有一个宣泄和释放的途径，但千万不能过度发泄。否则，既影响自己的生活，还会进一步加剧人际矛盾。

延伸阅读

强迫症合并人格障碍占强迫症并发症的28%，其所占比例仅次于合并抑郁症。而在合并人格障碍中以合并强迫性人格障碍者居多，约占总比的18.9%，其次是合并分裂型人格障碍，约占总比的12.2%。

有学者认为，所有的强迫性障碍都是精神分裂症的变异或先兆，两者有很多的相似之处，比如发病年龄都很早，病程缓慢且不完全缓解，强入的思维和怪异的行为等。

第八章
个人精神疗法让你彻底摆脱神经性摄食障碍

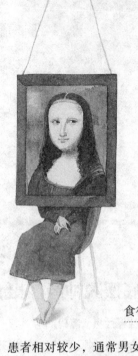

摄食障碍通常以严重异常的进食行为为特征，且多发于女性，男性患者相对较少，通常男女患者比例为1∶10。随着社会化进程不断加快，摄食障碍已经成为一个无法被忽略的社会问题。摄食障碍不仅会导致严重的生理障碍，它还是一种较为特别的精神疾病，患者不论男女都害怕发胖，他们会对自己的体形和体重产生错误的认知与期望，这是患者们共同的心理病理特点。

1. 什么是神经性摄食障碍

摄食障碍是有明显摄食习惯紊乱者控制体重的行为，摄食紊乱和对体形、体重过高的评价所致的生理和心理社会功能的明显受损，而且这一行为不是继发于其他任何躯体和精神疾病的。

通常，摄食障碍分为四类：神经性厌食、神经性贪食、不明确的摄食障碍以及暴食症。

神经性厌食和神经性贪食有共同的病理机制，即都会过高评价自己的体形和体重，一般而言，正常人会以自己不同方面的成就作为评价自己的基础，如工作、家庭、人际关系等，而神经性贪食者和神经性厌食者在评价自我价值的时候却完全将重点放在他们的体形、体重及自己控制它们的能力上。对于神经性厌食者来说，他们有坚定执着地减轻体重、追求苗条的信念，他们并不认为自己的行为有问题，更不认为这是一种病态，他们将自己的低体重当成一种成就而并非折磨。而对于神经性贪食者来说，他们控制体重与体形的努力经常会因为频繁的暴食而遭到破坏，他们认为自己是失败的节食者。该精神病理特点还包括患者将机体或情感的某些副性状态误认为是感觉到了肥胖，因此他们反复审视自己的体形。

神经性厌食症又被称为精神性厌食症，是一种精神性的进食障碍，主要是由于心理因素引起主动拒食，导致体重明显减轻，并且伴有体像障碍的一种摄食障碍，通常会通过严格的限食，排除所有被认为是增肥的食物，刻意使自己的体重降到正常生理标准体重以下，并且极力维持这种状态。神经性厌食者会伴有很多其他的症状，比如抑郁、焦虑、易激、情绪不稳定、注意力不集中、性欲低下、强迫症状，这些症状通常会随着患者的体重下降而加重，随着体重的恢复而改善。患者对外部世界的兴趣会减弱，最后会具有社会退缩行为，表现出不合群，甚至是离群索居的状态。

克丽丝是一名23岁的女大学生，她出生在一个中产阶级家庭，生活富裕，衣食无忧。她小的时候长得胖胖的，十分讨喜。但是自从她开始上学以后，偏胖的身材渐渐成为同学们的笑柄，他们叫她"胖妞"，这成为克丽丝心中的一个困扰，最让她不能容忍的是父母和亲人还是很喜欢她胖胖的样子，并以此为荣，他们全然不顾及克丽丝的意见。这使得她十分焦虑、自卑与孤独，这种状态一直持续到中学时期，那时候她离开父母独自生活。

在紧张忙碌的学习中和没人干涉的生活环境下，克丽丝的体重由130磅变成了100磅，每次回家母亲都唠叨她"瘦了"，这使克丽丝感到十分满足。后来克丽丝以优异的成绩考入了法国的一所重点高校，高度自由、充斥个性的大学生活和崇尚以瘦为美的观念让克丽丝再次对自己的体重感到不满，而这也坚定了她减肥的信念。从不吃早餐到把晚餐变成水果，克丽丝慢慢拥有了瘦削的脸颊和骨感的身材，而且她十分喜欢哥特式的穿衣风格，这种阴郁的风格刚好掩盖了她因长期饮食不规律导致的面色晦暗。就在克丽丝为自己的减肥计划成功感到高兴时，她发现自己出现了头晕、耳鸣的躯体症状，这些症状严重影响了她正常的学习和生活。于是她告诉自己要注意营养，正常饮食，但是，她却惊讶地发现自己已经对食物丧失了兴趣，吃到嘴里就想吐出来。克丽丝就这样把自己变成了一个厌食症患者。

那么神经性厌食症的症状体征有哪些呢？

（1）多发于女性且年龄多集中在12~18岁，30岁以后罕有发病者。

（2）无休止地减少体重，惧怕体重的增加。

（3）故意节制食量是患者的显著症状，通常他们的进食量远远低于常人，而且他们尽可能地选择低热量的食物。部分患者在节食的过程中无法忍受饥饿，会有阵发性的贪食，这极有可能导致胃扩张或胃破裂，还会出现因为暴饮暴食后悔而自引催吐。神经性厌食者呈少食、禁食和贪食相互交替的状态。

（4）会出现心理变态及精神异常。通常，患者会否认自己有病，并且拒绝接受治疗。而且还会出现自我体像判断障碍，尽管自己已经骨瘦如柴，但是仍觉得自己在长胖。患病时间久了，患者的性格就会变得越来越孤僻，精神也会变得极度抑郁，他们很难信任别人，也很难与人们交往，情绪变得十分低落，严重者甚至会伴有自杀的倾向。此外，患者的精力与体重下降程度也不相称，尽管他们已经极度消瘦，但是却仍然能坚持进行日常工作。

（5）神经性厌食者经常会出现腹痛、腹胀、早饱、肠胃排空速度减慢导致的便秘。也有一些患者会使用泻药引起腹泻的症状。

（6）神经性厌食者会因为摄食不足而引发营养不良，这会使患者的皮肤变得干燥，汗毛增多，而且皮肤的褶皱会变多、加深，出现低血压、低体温和心动过缓。有些患者会因严重的营养不良而出现四肢水肿的现象，还有一些患者会出现肌肉无力的症状。除此之外，患者的代谢速度比病前明显降低，会怕冷。

神经性贪食症又被称为贪食症，是以反复发作性暴食，并伴随防止体重增加的补偿性行为及对自身体重和提醒过分关注为主要特征的一种进食障碍。它主要表现为反复发作的不可控制的冲动性地暴食，之后再采取防止体重增加的不适当的补偿性行为，如禁食，过度运动，诱导呕吐，滥用利尿剂、泻药、食欲抑制剂以及代谢加速药物等。这些行为都给自身健康带来了严重的损害，患者之所以会产生这些行为，是因为他们对自身体重和形体的过度和不客观的评价。

神经性贪食症最大的特点就是暴食。当患者在暴食的时候他们会失去对食物的控制感，通常能吃下大量的食物。但他们在暴食之后就会开始辅助性地自我呕吐和滥用泻药，不过也有一些神经性贪食者的亚型是不用泻药的。神经性贪食症患者经常是节食与暴食结合在一起进行的，这就使得他们的体重变化不明显，尤其是低体重的变化。很多的神经性暴食症的患者会因为自己失去控制的暴食行为感到难过和羞愧，焦虑和抑郁等病症也在神经性暴食症患者身上体现得十分明显。

神经性厌食症多发于年轻的女性，并且大多是在青春期和成年初期发病，而神经性贪食症的发病时间要比神经性厌食症晚一些。神经性贪食症周期发作，可出现于神经性厌食中，但神经性厌食症并不必然会伴有此类症状。

半年前，30岁的吉娜患上了一种贪吃而不能控制的古怪毛病。结婚前，她总担心发胖，不敢多吃，结果慢慢地出现厌食症状。结婚后这种症状慢慢得到了缓解。可就在半年前，吉娜又开始出现厌食症状，不久后情况却截然相反，吉娜常常不可抗拒地要吃下大量食品，每次非要吃到被撑得难受才肯罢休。如果想吃的东西没吃到，那么吉娜一整天都会没心思工作，有些时候甚至连觉都睡不好。由于不断地暴食，吉娜的身材变得越来越臃肿。她对此感到恐慌不已，于是常常采用引吐、导泻、增加运动量等方法来消除暴食引起身体发胖的恐惧心理。吉娜为自己的暴食感到苦恼，尽管她一再发誓再也不暴食了，可是每当看到食物的时候她都无法控制自己，尤其是心情不好时就会吃得更多。渐渐地她的工作做得越来越差，经常出现纰漏，还因此险些被开除。看着痛苦不堪的吉娜，心急如焚的丈夫带着她到医院进行检查，可是没有发现任何生理上的毛病。

那么神经性贪食症的症状体征有哪些呢？

（1）冲动性暴食行为，缺乏饱食感，并且伴有失控感。他们通常都有暴食史，进食量远远超出正常的摄入量，患者常常会在出现罪恶感、极度痛苦或者躯体不适如恶心、腹胀、腹痛时才会终止暴食行为。在暴食之后会马上采取不恰当的补偿性排泄措施来阻止体重的增加。常用的清除行为有用诱导呕吐或自发呕吐、过度运动、禁食，滥用利尿剂、泻药、食欲抑制剂和加速机体代谢的药物如甲状腺激素等。暴食与清除行为可以反复循环，发生次数平均1周至少2次，且持续3个月以上。

（2）在发病初期的时候，患者对自己的暴食行为感到害羞，通常都会秘密进行。而且在发病初期，患者对进食行为的控制力变弱，等到疾病后期，自控能力会被完全破坏。而且，在神经性暴食症患者身上还经常会出现偷窃食物及酒精滥用、性紊乱、自伤、自杀企图等冲动行为。

（3）神经贪食症和其他精神障碍关系密切，特别是心境障碍、焦虑障碍、物质滥用特别是酒精和兴奋剂滥用，神经暴食症患者人格障碍的共病率较高，主要表现为边缘性、反社会性、表演性和自恋性人格障碍。

（4）神经性贪食症患者控制体重最常见的方法就是诱导呕吐，此外也有服用催吐剂致吐的。这样经过一段时间后，患者不需要催发就能做到说吐就吐。这种补偿性的清除行为会引起一系列严重的躯体不适或者躯体疾病，比如胃酸反流导致牙齿腐蚀或溃疡、食管与咽部损害；反复呕吐可致腮腺和唾液腺肿胀，引发腮腺炎；自我诱导呕吐时，手指和牙齿及口腔黏膜摩擦或刺激可引起口或手损伤等。有些患者不会采用直接清除食物的方法，而是选择增加体能的消耗，活动量极大超出人体承受的正常值，对人体产生极大的影响。

（5）神经性贪食症患者可伴有抑郁或者焦虑的症状，其内容大多是与体重和体形有关。不明确的摄食障碍与神经性厌食症与神经性贪食症十分相似，其中的很多人也有长期的节食现象，但是他们却并不符合神经性贪食或神经性厌食的诊断标准。这些患者的表现通常为节食、过度运动、偶尔暴食、体重稍低于正常值。很多患有不明确的摄食障碍的患者过去是神经性厌食症或者神经性贪食症的患者。对体形和体重的高估在该神经性摄食障碍中也十分普遍。

暴食症是神经性摄食障碍中最常见的症状，暴食症可以自发性康复。暴食症的特点是主观上、行为上对食物失去控制相关的暴食，他们对暴食有明显的忧虑，但是在暴食之后并没有任何辅助性的活动，比如催吐、导泻、禁食、强迫运动。

患有暴食症的患者最常见的表现是：严重的肥胖，早期出现的体重过重，节食出现得更早、更频繁，更多的精神病理症状如抑郁、物质滥用等。

暴食症的症状体征通常表现在以下几个方面：

（1）暴食症患者会蔑视自己，他们对于体形和体重的顾虑要比神经性贪食症患者更为严重。判定暴食症最关键的一点就是暴食。暴食至少要包括两种成分，一是主观失去控制的感觉，二是客观吞下大量的食物。

（2）神经性贪食症的导泻亚型是出现导泻意味着暴食的终止，而暴食症则没有明显的终止点，它可以持续两个小时，也可以持续一整天。

（3）暴食症的另一个表现就是在暴食期间仍然会有饮食过多的倾向，而神经性贪食的暴食期间是有严格食物限制的。

延伸阅读

摄食障碍患者过分地从自己的体形及控制体形的能力等方面体现自我价值，为了达到这个目标，他们忍饥挨饿却并不觉得是件苦事。他们存在明显夸大自己体像的行为。不过，也并不是所有的摄食障碍患者都有体像障碍，因此体像障碍并不能作为诊断是否患有摄食障碍的必备标准。

2. 造成摄食障碍的原因不仅仅是减肥

究竟是什么原因导致人们产生摄食障碍呢？其实，摄食障碍是生活中很多因素交织在一起相互作用的结果，它并不单单是因为节食减肥而产生的。压力、抑郁和认知等心理因素是摄食障碍产生的主要原因。除此之外，社会文化、家庭等社会因素也会对摄食障碍的形成产生一定的影响。

首先，心理因素会对人们摄食障碍的形成产生一定的影响。

一、认知因素

摄食障碍患者有很多认知方面的偏差，其中包括强迫思维、不合理的判断以及极端的思维模式。摄食障碍患者每天都会花大量的时间强迫自己思考食品、体重与体形方面的关系。有一半以上的患者每天会在这样的强迫思维上花费三个小时的时间，还有一部分严重的厌食症患者每天花在这方面的时间甚至能多达八个小时，他们不认为这种强迫思维有什么不妥，并且不愿意去除它们。而且，患者在信息加工和记忆方面也会有异常的表现，神经性厌食症患者通常都倾向于关注与自身体重、体形有关的信息，而神经性贪食症患者则倾向于关注与食物有关的信息。

摄食障碍产生的直接原因是个体对身体的不满。患者通常会有体像障碍，即便他们已经极度消瘦，可是他们仍然会认为自己身形肥大，体态臃肿。除此之外，摄食障碍患者在感知觉方面也存在障碍，他们总是会夸大自己的身形，认为自己要比实际看上去胖很多，因此他们会采取过分减食的措施来回应这种感知觉。

约瑟芬是一个体形匀称、身材高挑的姑娘，170厘米的她，体重只有不到100磅，不论什么衣服穿在她的身上都能展现出独有的特点，约瑟芬也为此感到十分骄傲。

后来，约瑟芬在进入大学之后，发现周围的同学为了拥有骨感的身材，都在拼命减肥。受到这种"以瘦为美"的错误观念的引导，约瑟芬的认知发生了扭曲，她也开始加入他们，并成为其中狂热的一员。她开始拼命节食，吃饭的时候能少吃就少吃，能不吃就不吃，一个月的时间她就从100磅瘦到了85磅，但她并不满意，依然认为自己身材臃肿，到后来为了能瘦得更快一些，约瑟芬竟然不吃饭，因为她认为食物中都是有脂肪的，吃它们就等于吃脂肪。在约瑟芬绝食减肥半个月以后，她因为营养不良晕倒，被送到医院进行抢救。

因为对食物、节食以及体形的错误认知，摄食障碍患者会对自己的身体极度不满，如果这种心理上的困扰无法得到解除，就会导致异常的进食方式。

二、人格因素

摄食障碍患者会表现出一定的人格特征和异常的进食方式，并且以此作为控制应激和焦虑的方法。这些人格特征有：低自尊、低自我评价、高神经质水平、完美主义倾向等。通常，摄食障碍患者都存在人际焦虑，当患者被人明确拒绝或感到被拒绝时，他们就会出现低自尊的现象，并且会采取不恰当的应对方式，异常进食方式就是其中之一。

卡拉面容姣好，身材高挑，从上中学起就有很多的追求者，一直以来她的外貌都会受到他人的赞扬。也正因此，卡拉渐渐地对自己的要求高起来，她不仅严格对待自己同时也喜欢批评他人。后来，大学毕业后，卡拉与丈夫乔结婚，婚后两个人的生活十分美满，但是天有不测风云，两人结婚三年后，乔在一起交通事故中不幸身亡。卡拉因此悲痛欲绝。一年后，卡拉在一次朋友聚会上认识了艾弗森，她对艾弗森一见钟情，但无奈艾弗森却对卡拉没有什么感觉。卡拉因此备受打击，她断定是因为自己近年来一直在长胖，所以才不像以前那样具有吸引力。从此以后，卡拉每次吃完东西都会有一种罪恶感，她感觉脂肪在身上蔓延，只有把它们全部吐出来才会感觉好一点。

摄食障碍患者通常都会有高神经质水平和低自我定向的共同人格特点，神经性厌食症患者具有高持续性，而神经性贪食症患者则具有高伤害回避性。摄食障碍也反映出患者们在统一性和自控力方面的问题。同时，摄食症患者还会表现出分裂性的人格特征，以分裂作为防御机制，逃避不愿意面对的重大创伤性事件。此外，摄食障碍患者对食物、体重、体形的过分关注以及神经性贪食症患者不可控制的大量进食，都反映出摄食障碍患者具有强迫和冲动性的人格特征，而且神经性贪食症患者的强迫症发生率要比神经性厌食症患者高。

三、情绪因素

摄食障碍患者总会表现出消极的情绪特征，而且他们的消极情绪的水平明显高于常人，比如抑郁、焦虑和罪恶感等。而且，焦虑、抑郁以及烦躁等消极情绪通常会伴随着摄食障碍的整个病程，尤其是持续的焦虑状态在神经性贪食症和神经性厌食症中发生的概率相同。神经性厌食症患者在情绪低落的同时通常会伴有情绪不稳定、易冲动、易爆发、发泄性等情绪特征，他们通常都会把控制进食作为应对紧张、焦虑最主要的方式。神经性厌食症患者通过限制进食获得苗条的身材来获得满足的情绪，而神经性贪食症患者会通过大量进食达到感情宣泄的目的，不过这种方式只能暂时缓解其焦虑情绪，随后这种暴食行为就会加剧自身的罪恶感和抑郁等消极情绪。

神经性摄食障碍会引发负性情绪。神经性贪食症患者试图通过暴食来提高自己的情绪，同时又通过导泻的方式让自己免于发胖。可是逐渐地他们就会意识到，暴食失去了控制，并且开始出现强烈的犯罪感和进食恐惧，他们无法再从进食中获得轻松的感觉，取而代之的是诸如犯罪感之类的负面情绪。最终，导泻会代替暴食成为他们减轻压力的方式。

温蒂在大学毕业后一直没有找到合适的工作，于是她找了一些零工来维持自己的日常开销，温蒂并没有感觉这种生活方式有什么不妥，但她的父母却一直为她的未来担忧，温蒂每次回家看到父母阴郁的表情都感到十分愧疚。一天，父母又因为工作的事情开始数落温蒂，忍无可忍的温蒂终于爆发了，她在和父母大吵了一架后就离开了。心情低落的她来到一家餐馆想吃些东西，吃着吃着，温蒂惊奇地发现自己的心情竟然变好了，之前和父母吵架的焦虑情绪也都不见了。于是，温蒂从此以后养成了一个习惯，每当遇到心情不好的时候就会大吃特吃。她自己能吃掉十个汉堡，有时还会再加一点零食，可是不管吃多少，温蒂始终有一种吃不饱的感觉。可是，温蒂担心自己会因为暴食而身材走样，于是，每次在暴食结束后她都会用手去抠喉咙，把吃下去的东西再吐出来。一年来，温蒂就这样不可控制地吃个不停、吐个不停。

神经性贪食症患者表示，自己在暴食和导泻之后焦虑和抑郁就会有所减轻。焦虑和抑郁障碍在摄食障碍中很突出，而且抑郁是神经性摄食症常见的表现，有三分之一以上的摄食障碍患者同时患有中度抑郁，这种情况在神经性贪食症中更为常见。此外，还有三分之二的神经性摄食障碍患者有心境不良的描述，其中有三分之一的患者有过自杀的行为，这就表明摄食障碍已经使患者达到了重度抑郁的状态。

其次，社会因素会也会对人们摄食障碍的形成产生一定的影响。社会因素通常包括社会制度、社会文化、社会经济水平、媒体、家庭等。社会因素会通过外在的压力和社会文化的内化来影响人们。

一、社会文化

社会文化会严重影响一个人的观念和行为。现代社会，人们总是会以身材来判断对方是否有能力和吸引力。通常人们都认为身材苗条的女性有能力、高雅且有吸引力，低体重受到人们的普遍青睐。可是，过分地追求苗条和体形美而恐惧变胖的心理极有可能引发摄食障碍。尤其是在崇尚"以瘦为美"的社会文化中，人们认为节食是正常的，而节食是引发摄食障碍的必要条件。

二、媒体

大众传媒对摄食障碍的产生也起到了一定的作用。从某种程度上来讲，理想的媒体形象是人们患摄食障碍的重要基础。如今，出现在媒体上的人物几乎都是以苗条为主，在这种主流意识形态的影响下，越来越多的人开始对自己的体重和体形感到不满，而这种不满会导致自我厌恶，这可以被看作是摄食障碍的前兆。

三、家庭因素

家庭因素是促使患者患病或加重患者病情的重要原因之一。家庭成员经常会对摄食性障碍患者进行鼓励，他们称赞患者的身材窈窕，并且对患者的自我控制能力表示羡慕，这些来自外界的赞美不断地强化患者的行为，使症状产生或加重。

此外，家庭功能失调也会促进摄食障碍的形成。家庭成员之间的关系以及沟通方式、父母婚姻的和谐度、父母管教子女的方式和态度、父母本身的人格特征以及父母对自己身材的看法等，都会对子女摄食障碍的形成产生影响。如果父母对子女进行过度干涉、保护、管教，或者对子女的期望值过高，会导致子女对自身的期望值也过高，进而会增加患者患摄食障碍的可能性。

有研究发现，摄食障碍患者多属于不安全依恋类型。神经性厌食症患者表示自己常会受到来自母亲的过多干涉，这也就说明，母亲在子女的失调中起到了很大的作用。如果一位母亲对子女进行十分尖刻的批判，那么她的子女未来得摄食障碍的机会就更大。此外，摄食障碍也与患者在童年时期所受到的虐待有关。

其实，能够使人患摄食障碍的家庭因素有很多，也很复杂，有时候上述家庭因素也不见得会导致摄食障碍，摄食障碍患者的家庭特点也不见得全都相同。因此，家庭因素只是摄食障碍形成过程中的一个重要因素，在分析的时候必须要与其他的因素结合起来才可以。

四、其他

在某些职业中摄食障碍的患病率明显要高于普通人群，比如芭蕾舞演员。这就表明，社会文化因素在人们的发病中也起着十分重要的作用。此外，不同的种族文化的理想体形标准也是社会文化因素对摄食障碍作用的一个方面。在相同体重的情况下，黑人女性很少会对自己的身材感到不满，而且患有摄食障碍的人数也比白人女性少。

延伸阅读

伴随反复呕吐行为的厌食症患者有可能会出现牙齿舌侧的釉质和牙本质的腐蚀。伴有暴食行为的厌食症患者，由于过度的咀嚼和频繁的呕吐使得唾液的分泌增多，进而引起两腮处唾液腺肿胀。这一现象会带来另一个恶性循环，那就是患者会误认为自己变得肥胖，因而变得更加焦虑，加重病情的发展。

3. 通过个人精神疗法治愈摄食障碍

摄食障碍是一种复杂且严重的疾病，它以严重异常的进食行为为主要特征，多见于女性，是一种较为特别的精神疾病。很多患者都是出于害怕发胖和对体形、体重有较为歪曲的认识而导致进食习惯以及控制体重的行为异常，严重者会伴有不同形式的生理障碍。

通常情况下，摄食障碍是不需要进行药物治疗的，只有在非常严重的时刻才需要用各种抗抑郁药来减轻病症，在服用药物的时候一定要谨遵医嘱，以免因为乱服药物而带来其他方面的疾病和伤害，通常采取行为治疗的方法就能产生很好的疗效。可是，很多患者面对"来势汹汹"的摄食障碍都会感到无能为力，他们不知道应该采取怎样的措施来自我治愈。

尽管目前尚未有足够的证据表明有哪一种心理治疗方法适用于所有的患者，但是心理干预主要是基于对心理冲突动力学、认知发展过程、心理防御机制家庭关系以及对其他精神障碍的理解基础上。在心理干预的治疗方案中，个人精神疗法是很好的一种治疗方法。这些行为治疗包括一系列非惩罚性的强化措施，而且行为治疗能够在短期内取得较好的疗效。甚至有分析表明，行为治疗所产生的效果要比单纯用药物治疗所产生的效果好得多。在采取一段时间的行为治疗之后，厌食症患者的体重可以出现持续性的增加。

不过，有临床调查表明，单纯的心理治疗对重度营养不良的厌食症患者是无效的，因为这类持续节食、禁食或处于饥饿状态的患者的心理通常都是消极的、强迫的，并且都存在轻度的认知损害。此时，只要能够纠正对方的营养不良，使得对方的体重开始增加，那么此时再对其进行心理治疗，效果是非常显著的。

患者在改变自身的进食态度和行为时使用认知行为治疗，在重塑不变的认知模式、问题应对策略时使用人际心理治疗。

一、改变价值观

我们都在生活中渐渐形成了对自我的认识，这其中包括"我是谁"、"我要做什么""衡量对错的标准"等。这些定义的形成深受社会文化的影响，并且会在不同个体的行为特征中表现出来。社会赋予了女性身份很多有别于男性的特征，比如女性应该在家操持家务，对家庭负责等，可是现在的社会又对女性的独立和自主提出了额外的要求，与此同时，大众传媒也在向女性传播"骨感美"的理念，社会上逐渐出现的这些变化使进入青春期的女孩在对自己的身份进行确认以及建设自身的价值观方面都感到十分矛盾。所以，当我们在进行自愈治疗的时候，一定要找到生活中让自己倍感压力的点，之后再去客观地评价那些不切实际的宣传。随后找到自身的优缺点，学习积极地自我肯定，在自我治愈的过程中一定要不断地提高自己的价值，告诉自己"我就是最有吸引力的人"，并且能自主控制包括进食在内的属于自己的整个生活。

二、改变认知模式

摄食障碍患者的认知模式与精神症患者相似，都存在以下几个特点：非黑即白、以偏概全、糟糕至极、无限放大或缩小、直接推论、情绪化释义、"应该"模式、贴标签、对人不对事的态度等。患者在平时可以根据自己对生活事件的反应，把符合上述认知特点的方面列出一张清单，以此来发现自己的哪些"自动化思维"导致了负面的情绪反应。我们可以将其称为认知三部曲：首先问问自己："这个时候我在跟自己说些什么？"通过这个问题，我们可以发现当时负面的自动化思维；然后确认这一想法属于上述的哪一种认知模式；最后，选择一种理性积极的思维去替代原有的自动化思维，并且积极去体验这一新的思维。

很多时候，摄食障碍患者都会沉醉于直接的理论，他们从来不会去检验那些负面认知，因为他们害怕给他人带来伤害。通常，患者在感到自己被拒绝或者被伤害的时候，不会去表达疑问和愤怒，他们发泄情绪的方法是伤害自己，并且会伴有"我不愿去伤害你，但我伤害自己总可以吧"这种类似的想法。其实，他们这样的想法和行为都是一种逃避，一方面，他们害怕自己给别人造成伤害，而且没有勇气去面对伤害他人后的结局和后果，另一方面，他们也武断地低估了他人承受质疑和处理冲突的能力。

患者在进行精神疗法自愈的时候，要学会使用语言来描述自己的感受，其中也可以包括一些肢体动作的辅助。我们并不提倡采取哭泣的方式来缓解内心的压抑。尽管很多患者可以通过哭泣来达到宣泄情绪的目的，但是有些患者已经习惯了通过哭泣来表达自身的情绪，于是他们因此忽略了其他更为有效的方式。而且，通过无休止地哭泣来宣泄自身的情绪除了徒增无望和无助感之外，对自身的康复是毫无帮助的。所以，当我们真心想要治愈自身的摄食障碍的时候，就要不断地鼓励自己用语言去表达自身的感受，并且努力学习如何运用恰当的方式让这些表达更富建设性、更有效率。

三、积极地表达愤怒

在所有情绪中，让摄食障碍患者感到最难以表达的就是愤怒。因为，愤怒的情绪是最容易伤人也最容易自毁形象的。由于不同性别在表达愤怒时带来的评价不同，所以很多女性会压抑自己的愤怒，不让其显露出来。在很多时候，男性表达自己的愤怒被视为"阳刚"的表现，而女性表达愤怒的时候则会被他人认为是没有教养的表现，所以女性在表达自身愤怒情绪时就会变得不知所措，而且社会也在鼓励女性要压抑住自己愤怒的情绪，并自行化解。男性有愤怒的情绪时可以肆意发泄，可是女性有愤怒情绪时更多的是自责。愤怒的情绪长时间得不到发泄就会出现摄食障碍。

很多摄食障碍患者都会通过伤害自己身体的方式来表达自己对他人的不满

和愤怒，迂回地达到惩罚对方的目的。有些入院接受治疗的患者会将自己对医生给予自己治疗的不满转化为持续地偷偷服用泻药，当看到医护人员对其体质不见改善而不断产生疑惑时会感到窃喜，他们认为这样就达到了惩罚医护人员的目的。然而，这种喜悦并不能持久，也是毫无意义的，因为每到晚上，他们就会不断地冒出自责和自我否定的念头，会为自己的行为感到羞愧。

患者如果想要改变这一状况，一方面要主动调整价值观和自我意识，改变自身的认知模式，这样能够让自己尽快跳出对自身情感体验的否认和压抑过程；另一方面，患者可以通过角色扮演和主见训练等方法进一步来学习如何恰当地、建设性地表达自身的愤怒情绪，并对自己进行客观的评价。一旦自己接受和适应了真实的自我，那么就不会再怀念当初那个被动、无主见的"开心果"了。

四、优雅地接受和给予赞扬

通常，患有摄食障碍的女生害怕听到赞扬，有些严重的患者甚至会反射性地否认他人给予的赞扬。这些原因一方面来自女孩自身对自己的严苛要求，她们总想事事完美，可是却不知道这样过分地追求完美会让自己不堪重负，很多社会化的要求其实并不是她们内心所向往的；另一方面来自她们内心的自卑感，每当她们听到别人的赞扬时，勾起的不是美好的回忆，而是对自身的检讨。对于别人的赞扬她们无法及时地自我肯定，这样的反应不仅会让给予赞扬的一方感到无比尴尬，同时也在无意中强化了自身的低自尊，这样一来就会使赞扬变得越来越少。

所以，患者在提升自我意识的时候一定要刻意地去练习自我肯定，让自己学会优雅地接受外界给予的赞赏，这样一来患者对自我价值的认可就不仅是来自外界的肯定，同时还有自我的强化。另外，我们在接受外界赞美的同时，也要学会真诚地给予外界赞美。

五、善待自己，享受生活

摄食障碍患者大部分是女性，而且在女性患者中有极大一部分是相当优秀的。她们通常聪颖过人，成绩优异，甚至还有一些令人赞赏的技能。可是，她们拥有的这一切都是为了体现自身的成就和完美，没有一项是为了娱乐自身的，也就是说，在重压之下能够帮助她们放松身心的事情是不存在的。而且，长期以来养成的行为习惯也使她们意识不到这种弹性的匮乏。所以，患者们找到并发展自己真正感兴趣的事情，学会享受生活和闲暇时间，是替代患者病态进食行为的重要手段。

所以，患者在自愈的初期一定要了解自己的梦想和愿望，找回属于自己的生活乐趣。要让自己改变对体形和身材的苛求不是一蹴而就的，只有当患者真心开始喜欢自己的生活，并且感觉从中得到的乐趣要比自己的体重减轻时还要多，此时他们才算真正治愈了。

延伸阅读

神经性摄食障碍患者长期节食会使他们的胃部缩小、胃蠕动缓慢、胃排空延迟。患者在进食后腹部会出现不适现象，通常表现为腹痛或饱胀感，这种不适现象会让患者误认为是脂肪摄入过多所致。而这种感觉是神经性摄食障碍患者在恢复期间的一个很大的阻碍，因此当神经性摄食障碍患者在治疗过程中出现这种状况，医生一定要花费一些时间，从生理学的角度耐心地向患者解释这些症状产生的原因，来消除患者心理上的不安。

4．减轻日常生活中的精神压力，防止摄食障碍复发

其实，人们患摄食障碍最重要的原因就是在日常生活中精神压力过大，尤其对女性而言，她们总是会过多地去顾及他人的感受，而很多时候这样的行为是没有必要的。所以，当我们的摄食障碍已经被治愈之后，我们要做的就是防止抑郁症的复发，此时我们应该适当地减轻日常生活中的压力，让自己保持良好的心态。

要保持良好的心态，首先要做的就是建立良好的人际关系。生活中的很多患者都一直饱受不良人际关系困扰，因此他们试图通过身材来找回自信，并且希望从中重新收获良好的人际关系，但是这样带来的结果往往事与愿违，实质问题不仅没有得到改善，而且还有可能让问题变得更加严重。事实上，一个人受欢迎的程度与他们的身材通常没有什么必然的联系。所以，如果我们想要改善自身的人际关系，就要找出它究竟是在什么方面出现了差错。

通常，不良的人际关系是由以下两个方面造成的：

第一，逃避。当我们凭借既往的经历认为我们没有能力改变目前的困境的时候，我们就会选择逃避。所以，打破这一切的关键在于能否让自己勇敢地面对人群，只有这样我们才能真正看清楚自己，进而对自己有一个全新的认识。如果我们选择一味地逃避，那么这不仅不利于我们解决人际关系中出现的问题，也不利于我们摄食障碍的治愈。

第二，自我否定。自我否定一旦形成，就会成为人们的一种思维惯性，而打破这一思维惯性的方法就是要用理性和事实来重新评估和认识我们自己。很

多患有摄食障碍的患者认为身材是他们唯一能够比得过他人的地方，所以他们才会选择过分节食。可是，请你仔细想一下，我们真的什么都比别人差吗？其实没有，但我们在面对很多问题的时候都会出现这种以偏概全的思想。现实生活中确实有很多人比我们优秀，比我们出色，但我们没有必要让自己变得跟他们一样，我们的价值并不是只有在这种对比中才能得以彰显的。

想要建立和保持良好的人际关系，其实还是有一定的技巧的。

一、换位思考

我们在解决问题的时候都习惯性地从自身的角度出发，只顾及自身的利益和愿望，所以很难了解他人的想法，也很难与他人沟通。在现实生活中，双方各执一词，争执不下的场景时常可见，当我们站在客观的角度去分析问题的时候就会发现，原来冲突双方几乎完全不理解对方。所以，要处理好自己和他人的人际关系，必须改变从自我出发的单向观察与思维，多从对方的角度来考虑问题，替对方着想，在此基础上做到善解人意，这样处理，自身的人际关系肯定会朝着好的方向前进。

二、平等待人

尽管人们的经历、境遇和遭遇都不相同，但每个人都是平等的。不论你来自什么地方，不论你的家境怎样，也不论你的学历高低，每个人的人格和尊严都应该受到尊重。不强求他人是处理人际关系时必须要遵守的规则，这个准则不仅仅适用于朋友，也适用于家人与恋人。

三、学会分享

在生活中能够与人分享的不仅仅只有快乐，我们的渴望也可以被共同满足。当我们自己渴望某件事情的时候，要想到他人或许跟我们一样渴望，那么我们就能理解他人对这件事的需要，进而帮助他人实现渴望，这样自身的渴望也就能够被他人所了解和帮助。当我们在给予他人爱和帮助的时候，彼此之间的关系会变得融洽，而且我们也能很好地调整自己的状态，我们的状态既是来自于对方的回报，同样也是自己"给予"的结果。当我们想要从对方身上得到些什么的时候，我们不妨将这些期望一条一条写下来，然后按照你的期望对他人慷慨大方，这是处理人际关系最正确的态度。

四、欣赏他人

生活中，每个人都渴望得到鼓励和欣赏，他人的鼓励与欣赏能够给人们的生活和奋斗带来强大的动力，如果在人际交往中人人都善于发现他人的长处，赞美他人，那么人际间的愉快程度将会大大增加。善于欣赏他人，就是给予他人最大的善意，同时也是成熟人格的表现。

五、乐于付出

要想有所得，必先要学会舍弃，要想有回报，就必须先付出。人们在进行人际交往的时候，总是会为自己多考虑一些，我们记得自己的每一次付出，却很少在意到自己得到的。其实，吃亏并不一定是坏事，也没有违背人们趋利避害的本性，我们只有慷慨地为他人付出，才能得到他人真诚的回报。

六、以诚待人

诚信是人与人之间相处的首要原则，真诚待人会给他人留下良好的第一印象，同时也能塑造自身的美德与品牌，而且纯朴自然、真心流露的诚意本身就是生活的需求。真诚地对待他人是智慧的象征，也是我们每个人都应该追求的生活状态。

要想保持良好的心态，还要完善自身的个性特点。

很多摄食障碍患者都有完美主义的性格，他们当中的很多人其实并不胖，而且外貌和能力也很好，但是自身完美主义的性格令他们无法接受自己的不完美，于是他们就开始与自己的身材和饮食过不去，给自己设定过于极端的标准和尺度。所以，接受自己的不完美，勇于面对心中的恐惧，才能防止摄食障碍被治愈后再次复发。

那么应该怎样来完善自身的性格呢？

一、学会接纳

我们要学会接纳不完美的世界和人生。真正完美的世界并不存在，而真正完美的人生也只是虚妄。存于世上的每一件事、每一个人都有其两面性，人们在欣赏好的一面的同时，也不要故意忽略缺陷的存在。完美的标准都是相对而言的，每个人的审美不同，眼中的完美也就不同。

二、丰富生活

不要让进食成为生活的全部，当我们被摄食障碍所困扰的时候，问问自己生活中究竟什么才是最重要的。人们的正常生活是一个平衡的状态，需要很多的支点来支撑，当支点越多，我们的人生就越容易得到平衡，当其中一个平衡的支点被破坏掉的时候，还有其他的支点可以分担其承担的重量，使其不至于失衡。所以，尽量培养自己广泛的兴趣爱好，这有助于我们提高应对挫折的能力，也能让我们在面对生活的压力的时候为自己找到出路。

要想保持良好的心态，最后要做的是控制自己的情绪。

人类文明发展至今，物质上的富足已经无法满足人们的欲望了，人们更加渴求精神上的富足，追求心灵的愉悦、内心的安宁与和谐。随着生活节奏的加快，社会竞争的日益激烈，人们开始承受越来越大的精神压力，这些社会现实要求我们要拥有情绪管理与调控的能力。

那么应该怎样才能拥有强大的情绪管理与调控的能力呢？

一、与烦恼相处

烦恼通常被分为两类，一类为必然烦恼，而另一类则是自寻烦恼。必然烦恼是指那种每个人都会经受的烦恼，比如丧亲、疾病、失恋等。人们在遭遇这些事情的时候都会感到十分烦恼，只不过烦恼的程度不同罢了。自寻烦恼主要是指那些通过主观努力就能够完全消除的烦恼。这些烦恼的表现形式诸如自己并非事事比他人强、他人无法与自己的想法保持一致等。

面对必然烦恼，我们要学会与之和平共处。当必然烦恼到来的时候我们允许自己有一个烦恼的过程。只有敞开接纳烦恼的胸怀，才能够最大限度地控制烦恼，才能合理地管理自己的情绪。可是当我们面对自寻的烦恼时，如果能够明确知道自己正在经受的烦恼哪些是自找的，那么烦恼就能够减轻一半了。人不可能完全不自寻烦恼，但要学会与它和平相处，体会它对生活的意义。

二、要学会表达情绪

情绪的心理表达是主观的，是能够通过努力加以提高的，良好的情绪表达是人们心理健康的保证。情绪的心理表达由近及远可以分为四个层次，分别是向自我表达、向他人表达、向环境表达以及升华表达。

向自我表达是让自我意识到情绪的性质、特点、产生的原因等的表达方式，通俗地讲就是将情绪提升到意识层面上来，这一点是很难做到的，因为首先自己根本意识不到自己的情绪变化，其次虽然自己能觉察到自己的情绪，但是对情绪的起因、性质等都并不了解。情绪的自我表达是情绪表达关键的一步，也是其他表达形式的基础。所以我们要多关注自身的情绪状态，当我们能够清楚地认识情绪，了解它的来源之后，我们自然就会找人倾诉或者向环境发泄。

向他人表达是指将我们的情绪向周围的人表达出来，让他人认识到我们的情绪。此时，我们表达的对象通常是导致我们情绪产生的人。向他人表达情绪是日常生活中情绪表达的主要方式，也是人们最熟悉的情绪表达方式。

向客观环境表达是指人们在客观环境里表达自己的情绪。它的表现形式有摔东西、高喊、哭泣、拼命跑步等，这种表达方式常见于不善与他人交往的人。

升华表达是超越所有表达对象，将情绪的能量指向其他的、所谓更高层次的需要，从而为那些高层次需要满足提供能量。这种表达方式是最难的，但也是最健康的。

延伸阅读

神经性贪食症患者极有可能会因为剧烈呕吐而造成食管、贲门撕裂出血，而出血量与黏膜撕裂的位置、范围和程度有着直接的关系，严重者会引起休克甚至死亡。而且神经性贪食患者极易出现便秘现象。这是因为患者在暴食后会将食物吐出，其摄入食物的总量仍然偏低。他们的身体由于缺乏营养，就会将剩余的水分和养分全部吸收，因此食物残渣就会减少，这样一来对肠道的刺激就会减少，因此就很容易出现便秘的现象。长期使用刺激性泻药的贪食症患者极易形成结肠黑色病变。

三、保持积极的心态

人们看待事物的态度和方式，没有绝对的对错之分，却有积极和消极的区别。面对同一件事情，我们站在不同的角度就会有不同的看法，最终也会得到不同的结果。积极的心态总是能带来正面的效果，而消极的心态带来的是负面的效果。所以，一切事物的根源在于我们的心态，心态能够决定我们的心情，甚至还能改变我们的际遇，快乐来自内心，而非外在。积极乐观地对待生活是心理健康之道，也是人们幸福生活的秘诀所在。

5．摄食障碍是可以预防的

摄食障碍给患者带来的痛苦是常人无法想象的。患者们不仅要忍受生理上的痛苦，同时也要忍受精神上的煎熬。摄食障碍通常会伴有各种心理或精神疾病，抑郁症和焦虑是最常见的表现形式。而且，摄食障碍的治愈率极低，神经性厌食症的治愈率只有30%左右，还有30%左右患者的摄食障碍会反复发作，需要反复入院进行治疗。而神经性贪食症仅有一半左右的患者能够完全康复，30%左右的患者依然有暴食和导泻等行为。摄食障碍患者如果不积极接受治疗，甚至会出现生命危险，相关数据统计显示，摄食障碍的死亡率高达5%~20%，死亡原因包括自杀、营养不良、感染、心脏抑制等。既然摄食障碍给人们带来如此巨大的痛苦，那么有什么办法可以预防摄食障碍的发生呢？

其实，摄食障碍是完全可以预防或避免的，针对不同的摄食障碍有不同的预防措施。在生活中，当我们发现自己的进食量有低于常人的趋势或者由于节食致使体重迅速下降（通常比原体重减轻25%以上）的现象，那么我们就可能已经遭受到神经性厌食症的危害了，如果是在症状的早期，我们可以通过注重日常饮食及生活方式来进行预防。

（1）在日常饮食中要多注重蛋白质、脂肪以及碳水化合物的摄取和补充，肉类、蛋、奶及蔬菜都是这些营养物很好的来源，可以适当多吃一些。

（2）一日三餐一定要定时定量，切记不可等到觉得饿了再去吃饭，这样会加重神经性厌食症的症状。必要时可以在两餐之间摄入一些水果和点心来补充能量。

（3）饭后不要独处，可以找朋友聊聊天或者陪家人散散步，总之身边要有人陪伴，并且尽量分散自己的注意力，防止催吐行为的发生。

（4）培养正确的审美观，树立正确的三观，不要盲目追求时尚。提高自己的辨别能力，不要被媒体的宣传冲昏了头。

（5）当病情的发展已经超出自己所能控制的范围的时候，一定要及早就医或者住院控制。千万不要有害羞或不安心理，也不要讳疾忌医，因为这样会延误治疗的最佳时机。

（6）由于神经性厌食症的生理异常是由精神心理紊乱引起的，所以父母一定要在孩子青春期的时候进行恰当的教育，避免精神行为和心理因素造成疾病。

如果患者能够及早发现病情并且能够积极地配合预防病情的发展，那么在经过一段时间的控制之后，就能获得明显的改善，体重也会显著增加，病情能够被彻底治愈且不易复发。

相对于神经性厌食症来讲，神经性贪食症是一种病程波动的慢性疾病。在神经性贪食症的早期，我们可以通过采取一些积极的预防措施防止病情的进一步发生。

一、要尽量控制自己的饮食和零花钱

每餐定时定量，切不可放任自己的胃，要尽量避免暴饮暴食，一旦暴食成为一种习惯，再去控制就不是一件容易的事情了。控制住自己的零花钱，不要把它们全部用来买零食，零食只能满足一时的欲望，但暴食过后的补偿措施会给我们的生理带来痛苦。

二、要进行适当的锻炼

锻炼不仅能够愉悦我们的心情，还能够帮助我们控制食欲。对于神经性暴食症初期的患者来说，每天早上慢跑30分钟是很好的预防措施，除此之外，每天上午完成必要的工作后，最好可以出去散散步，时间控制在30分钟左右即可，而下午下班之后，也可以适当地进行一些器械锻炼或者听听喜欢的音乐，这些方法都能够帮助我们很好地阻止和预防神经性贪食症的加重和发作。

三、尽量解除自身的心理障碍

可以在他人的帮助或自身的努力下解除自身的心理障碍，使自己能够自我成长，并且能够正确对待挫折和困难。要认识到贪食、禁食、导泻和不恰当的减肥方式对身体造成的损害，以及其引起的一系列的生理与心理的反应，最终会导致社会适应不良。

四、选择正确的方法缓解自身的焦虑

当我们在感到焦虑的时候，可以试着做几个深呼吸来缓解焦虑，也可以慢跑或者听听轻松的音乐，通过这种轻松且健康的方式，让焦虑的情绪在不知不觉中得到有效的缓解，而不是采取暴饮暴食的方法。如果我们实在抑制不住想吃东西，可以去找些事情做，以此来分散自己的注意力，同他人聊天也是不错的办法。

早期的神经性贪食症患者在预防和改善期间并非是毫无症状表现的，只是相对较轻而已。对于那些患病程度较轻的患者而言，在经过一段时间的预防和改善之后就能获得长期的缓解。那些症状无法得到有效缓解的患者则需要住院接受治疗。也有一些没有接受治疗的患者在发病1~2年后症状会得到自然缓解。

在摄食障碍发生的初期，针对自己表现的症状，采取上述对应方法进行预防和治疗，症状通常都能得到有效的缓解和改善。但如果摄食障碍已经发生很长时间了，那么不建议采用上述预防方法，最好尽快向医生咨询或者入院治疗。

延伸阅读

摄食障碍作为一种心理生理疾病，涉及学科范围广泛，其中包括精神科、营养科、口腔科、消化科、心内科、内分泌科、妇科等多种学科。摄食障碍因其隐蔽性、复杂性和跨学科性等特点而导致确诊困难，很多患者在得到正确诊断时已经奄奄一息。即便有些患者能及时被确诊，但是由于治疗医生缺乏有效的指导，往往也会因治疗困难半途而废。